Salomon SELLAM

ENQUETES PSYCHOSOMATIQUES

Du Docteur Rémi Sphère

(Gastro-entérologue des boyaux de la tête,
Chef de service des Investigations psychosomatiques
De l'Hôpital André Méninges)

Editions Quintessence

Du même auteur :

Origines et prévention des maladies
par Salomon Sellam – ISBN 2-913281-16-8

Du même éditeur :

Le grand dictionnaire des malaises et des maladies
par Jacques Martel – ISBN 2-913281-15-X

L'autosuggestion consciente selon Emile Coué
par Antoine Onnis – ISBN 2-913281-17-6

Remerciements particuliers à Claude MAZUIR et Anne-Marie GAUBERT

-S.A.R.L. Holoconcept –
Actiparc 1 – Bâtiment A4 – 13821 La Penne sur Huveaune
Tél. (33) 04 91 44 11 10 – Fax (33) 04 91 44 11 01

ISBN 2-913281-18-4

A vous, Waston.

Ce livre vous est entièrement dédié. A chaque ligne vous étiez près de moi et je m'efforçais de vous expliquer le plus simplement du monde mes conceptions de la maladie. Un unique but me dirigeait : vous aider à comprendre le fonctionnement cérébral des mammifères que nous sommes à l'aide de nouvelles théories psychosomatiques que je vous présente aujourd'hui. Merci de votre attention et de votre confiance.

L'art de l'Analyse Psychosomatique est de faire des liens entre certains détails de notre Histoire et les battements de notre vie quotidienne afin que ces derniers puissent prendre un rythme et un sens plus conforme à ce que nous croyons être notre propre réalité, et, finalement, assumer toutes nos responsabilités, conscientes, et inconscientes si possible, face à notre présent et à notre avenir physique et mental.

AVANT PROPOS

Dans le courant septembre 2000, j'ai animé une série de conférence afin de présenter mon livre : « *Origines et prévention des maladies* »[1]. Je me suis rendu compte qu'il m'était impossible d'exposer correctement tous les chapitres en moins de trois heures. Naturellement, je me suis posé une série de questions quant à la manière de présenter le sujet délicat qu'est une nouvelle approche de la psychosomatique, c'est-à-dire l'étude des interactions entre le psychisme et le corps. Parmi ces questions, prédominaient, bien sûr, le « Quand ? » le « Pourquoi ? » et le « Comment ? » de la maladie. Mais une autre question me hantait plus particulièrement : quelle est la manière la plus simple d'expliquer l'intervention de notre cerveau dans la genèse de la maladie ?

Comme à mon habitude ancestrale, je me suis allongé, j'ai mis en route mon moteur pour m'engager sur ma Route Nationale à moi, la RN que j'affectionne, celle de la Réflexion Neuronale. Imaginez la tête de mes neurones du sommeil ! Eux qui étaient en train de préparer leur lit, confortablement lovés au fond des circonvolutions cérébrales, le bonnet de nuit sur le crâne, la télécommande à rêves dans une main et, dans l'autre, un biberon de calva[2] noyé dans du lait tiède, je les ai obligés à effectuer quelques quarts d'heure

[1] Paru en septembre 2000 aux éditions Quintessence et dans lequel tous les tous les aspects techniques sont développés. Ainsi, pour celles et ceux qui désirent aller plus loin dans la compréhension du décodage biologique, pourront-ils le consulter. Ici, il sera désigné « livre de référence ».

[2] Le « calva » est une eau de vie fabriquée en Normandie. A dose homéopathique – quelques gouttes – les effets de cette boisson interviennent dans le bon fonctionnement du magnétoscope cérébral qui diffuse, en quasi-permanence, les films de notre histoire même si les scénarii ne sont pas toujours évidents à suivre. A dose moyenne, un ou deux verres, elle permet un endormissement rapide mais les films sont quelque peu brouillés. A dose plus forte, je ne garantis ni les images ni le son car le radar neuronal est complètement disjoncté ! Moralité : le calva c'est bon, mais à consommer avec modération.

supplémentaires en les mettant en concurrence directe avec ceux de la réflexion. Je vous rassure, la chaîne cryptée des rêves a déroulé ses programmes habituels quand le sommeil a repris rapidement tous ses droits à l'instant où le bolide cérébral s'est garé au fond de l'oreiller, dans un ronronnement caractéristique imitant le bruit des abeilles en plein travail, zzz.

En avant-première et en exclusivité, je vous livre les fruits de cette relaxation nocturne. Cher(e) Waston, je vous laisse entre les mains expertes du docteur Rémi Sphère, alias l'inspecteur Rémi Sphère, alias Charly Ohmles, gastro-entérologue des boyaux de la tête, attaché au service des investigations psychosomatiques de l'hôpital André Méninges.

RENCONTRE

Cher(e) Waston, bonjour ! Je vous attendais avec impatience. Un instant s'il vous plaît, juste le temps d'éteindre la musique. Figurez-vous que j'étais en train d'écouter ma chanson préférée, « *Blues sur ordonnance* », écrite en 1995 par un confrère, un vrai gastro-entérologue celui-là, après son stage dans mon service. Tenez, lisez les paroles.

Quand j'suis déprimé, je prends Déprimax. Un peu trop allumé, Obscuritex
De beau matin, Aurorax. Trop éteint, Solilex,
J'ai l'estomac en béton, matin midi et soir, j'cotise, j'paie pas un rond, mieux qu'le travail au noir.
J'peux manger Tex-Mex avec Gerbex.
Dégaubillaume sur l'estomac. Bidonil si ça marche pas,
Intestor, ça marche pas encore, de plus en plus fort Rectodolor,
Le spécialiste, gastroscopie. Il insiste, colonorectoscopie,
Ça suffa comme si, Arrêt maladie.
On fait monter les enchères avec un scanner, un appareil 'faut qu'ça sert, tout l'monde est sincère.
Hospitalisation, anesthésie, la sécu crache les ronds, les mutuelles aussi.
La sécu s'met au rouge mal au vertex, si vous voulez qu'ça bouge sans qu'elle se vexe, prenez Stopal, Solidarum avec Fritex !
Mon blues est marqué sur l'ordonnancier, l'as du social, à que sécurisé.
La sécu s'met au rouge mal au vertex, si vous voulez qu'ça bouge sans qu'elle se vexe, prenez Stopal, Solidarum avec Fritex !
Pour grossir, Anorexis, pour maigrir, l'Obélix.

T'es tendu, Angoicil. En voilà des rêves Amamyl.
Pour les drogués c'est Fliponil, Et l'dernier arrivé, Paskamanil.
La guerre du manque, on prend Miss-il.
On trouve de tout dans le codex, de Abortal à ze Best.
A chaque maux, ses remèdes, c'est cadeau, suffit d'être en règle.
Et pour la prévention, cette chanson
Psychosomatique, même si ça tique. Et pour le S.I.D.A. ?

Et pour le S.I.D.A. !
CAPOTE ET BASTA !
Merci de votre tension !

Sympathique, non ?

Cher(e) Waston, je suis sincèrement heureux de vous rencontrer. On m'a beaucoup parlé de vous ces derniers temps. Naturellement, j'ai insisté en votre faveur et vous avez été sélectionné(e) pour effectuer un stage dans ce service et, à mon plus grand bonheur, notre effectif se voit multiplié exactement par deux. Vous et moi ! Tout simplement !

Il faut l'avouer, jusqu'à présent, les crédits alloués à notre discipline – *l'Analyse Psychosomatique* – étaient des plus faibles. Un simple petit bureau installé en sous-sol, près de la chaufferie. Vous remarquerez qu'il fait bien chaud ici, c'est un avantage au moins. Heureusement que nous n'avons pas besoin de grand chose, simplement de nos oreilles, de nos yeux et de notre cerveau pour démêler toutes les histoires qui se présenteront à nous. Il faudra se laisser aller à nos réflexions sans vouloir trouver une explication à tout prix. Ici, point d'examens complémentaires à refaire, pas de file d'attente car nos consultations sont longues – une heure en général – et prises uniquement sur rendez-vous. La salle d'attente est un tout petit territoire de cinq mètres carrés, de quoi loger deux ou trois personnes tout au plus.

Oui, vous avez été sélectionné sur un critère fondamental, avoir un esprit d'ouverture sur toutes les nouvelles choses qui éclosent par-ci et par-là. La discipline que nous allons aborder est récente. En fait, à elle seule, elle en rassemble plusieurs et dont certaines sont déjà très connues : les médecines classiques, psychosomatiques et alternatives, les théories de l'inconscient, la psychogénéalogie – ou « le transgénérationnel » – et la Biologie – ou décodage biologique. Ces deux dernières sont les plus récentes, assez peu répandues et étudiées à la faculté de médecine ou de psychologie.

Rassurez-vous, nous n'entrerons pas dans les détails chaque fois. Je m'efforcerai de les aborder le plus simplement du monde pour vous aider dans votre tâche quotidienne, afin que tout le monde puisse en tirer parti dans la compréhension de ses propres symptômes. Brièvement, pour notre activité journalière, nous devrons développer notre sens de l'écoute et laisser fonctionner notre disque dur cérébral. Au préalable, nous le brancherons sur le programme principal suivant : « *connections entre notre histoire familiale, les événements conflictuels vécus, les ressentis émotionnels associés et les conséquences psychosomatiques possibles* ».

Mais avant de vous lâcher seul dans l'arène des circonvolutions cérébrales, il est nécessaire de vous familiariser avec ma manière de travailler. Pour cela, je vous propose, tout au long de votre stage, de vous raconter la vie de certains consultants[3] afin de percevoir le rôle particulier du cerveau dans la genèse des maladies. Oui, notre cerveau est au centre d'un dispositif de protection, entraîné depuis très longtemps à gérer biologiquement nos conflits psychologiques. Son expérience est *in-com-men-su-rable* !

De notre côté, pour élucider le plus grand nombre de cas, nous devrons nous poser une série de questions fondamentales concernant l'apparition de la maladie ou du trouble du comportement : Qui ? Où ? Quoi ? Quand ? Comment ? et Pourquoi ? Et pour couronner le tout, nous écrirons un mémoire : ce premier livre. Il comptera exactement trois chapitres principaux :

Le premier, le plus dense, illustrera notre propos à l'aide de nombreuses histoires réelles vues sous l'angle de l'Analyse

---

[3] C'est un des synonymes de patient que j'utilise de plus en plus souvent car il permet de mieux décrire l'attitude de l'individu face à sa recherche de solution(s), plus actif et moins dans l'attente. Plus loin, nous évoquerons largement les différents types d'attitude optées par les patients-consultants.

Psychosomatique. Je vous présenterai le rôle formidable de notre super héros, le cerveau. Comment traduit-il instantanément toutes nos émotions, nos ressentis avec son langage physiologique au niveau cellulaire, organique ou tissulaire ? Ces interprétations biologiques, nous avons l'habitude de les nommer « *maladies* » ou « *troubles du comportement* ». Mon expérience m'a confirmé qu'il ne faut pas trop garder ce genre d'habitude car notre cerveau ne laisse rien au hasard dans notre fonctionnement et ces caprices que semblent être nos maladies sont, en fait, pensés et motivés par des lois archaïques très lointaines, récemment révélées par le décodage biologique : s'il y a maladie aujourd'hui, c'est que le cerveau ne pouvait pas faire autrement avec les moyens de bord qu'il possédait.

Dans un second chapitre, la partie la plus technique de notre exposé, nous répondrons aux questions que pose le déclenchement de la maladie d'abord, et ensuite, son « *préchauffage* » depuis l'enfance et avant celle-ci. Je vais essayer de simplifier au maximum l'étude de ces étapes pour une application rapide de l'Analyse Psychosomatique.

Enfin, au troisième chapitre, sera abordé le thème de la thérapeutique et de la prévention avec l'Analyse Psychosomatique.

Ainsi, à la fin de votre stage, vous pourrez commencer à pratiquer. Rassurez-vous, cette nouvelle discipline « des boyaux de la tête » est simple à aborder. Elle est d'une logique des plus rudimentaires, du moins dans un premier temps. De toute manière, je serai toujours à vos côtés quand vous le jugerez nécessaire.

Avant d'écrire le premier chapitre, il faut que je vous parle un peu plus en détail de la « Jarre Psychosomatique » et du « liquide conflictuel » d'une part et de quelques généralités sur l'Analyse Psychosomatique d'autre part.

LA JARRE PSYCHOSOMATIQUE ET LE LIQUIDE CONFLICTUEL

Depuis le début de ma carrière médicale, il y a plus de vingt ans, il m'a semblé tout de suite important d'utiliser un langage simple pour que les consultants – les enfants en particulier – puissent comprendre le plus facilement possible leurs symptômes, ne serait-ce que l'intitulé du diagnostic, les examens complémentaires, etc... Donc, très tôt, j'ai dû illustrer mes propos à l'aide de mots simples, en utilisant des exemples de la vie quotidienne ou imager certaines conceptions grâce à des métaphores. Ne parlons pas des termes psychologiques ou psychanalytiques. D'ailleurs, même moi, j'ai eu du mal à bien cerner la signification de quelques-uns ! Et avec l'Analyse Psychosomatique que je pratique maintenant en exclusivité, j'ai été obligé de me surpasser dans ce genre d'exercice. Je dois le dire, aujourd'hui, je suis assez satisfait du résultat vu le succès emporté par le fleuron de mes représentations : la fameuse Jarre Psychosomatique.

Pour moi, une maladie déclarée correspond à une sorte de jarre qui a débordé à la suite d'un remplissage excessif avec du fluide conflictuel produit en fonction de nos capacités à l'endiguer lorsque nous sommes confrontés à certains événements au cours de notre histoire. Et la quantité de fluide conflictuel est généralement proportionnelle à la quantité de stress non métabolisé, c'est-à-dire non géré avec nos habituels moyens de défense.

Quand je vois se répandre mon liquide conflictuel, les symptômes de ma maladie apparaissent. J'appelle alors le médecin. Il arrive, pose son diagnostic et, au vu de ses premières conclusions, prescrit ce qu'il lui semble le mieux approprié dans ce cas précis. C'est le point le plus connu de tous : la description des symptômes, le diagnostic, le traitement et la surveillance. Il s'apprend à la faculté de médecine. L'étude de la qualité et de la quantité du fluide conflictuel ne sera pas abordé ici, je pense que vous le comprendrez facilement.

Par contre, je vous propose de diriger votre intérêt sur ce qui se passe avant l'apparition des signes cliniques c'est-à-dire le remplissage et le débordement. C'est le but de tout notre travail, trouver les règles d'un code de la route psychosomatique et l'apprentissage de la conduite dans les voies sinueuses de nos circonvolutions méningées. On ouvre grand les yeux et les oreilles. Un peu plus grand, les yeux, s'il vous plaît.

Dans la bibliothèque de nos histoires familiales, il peut exister une sorte de déterminisme pathologique dont l'origine est à rechercher en premier lieu, et d'une manière générale, dans la lecture de certaines pages relatant les épisodes de notre vie mais très peu lues par les thérapeutes formés « à l'ancienne ». Je dis « à l'ancienne » car certaines des notions que nous allons aborder n'ont pas trop été étudiées et transmises aux élèves-apprentis thérapeutes, médecins ou psychologues.

La jarre Psychosomatique dite « standard »

Ainsi et dans le temps, pour toute jarre qui se respecte, il existe quatre volumes de fluide conflictuel avec, pour chacun d'eux, un niveau de remplissage assez précis.

Le premier niveau de fluide conflictuel à mettre en évidence correspond toujours au **débordement** de la jarre et répondra en partie aux questions du Où ? Quoi ? Quand ? Comment ? et Pourquoi ? Nous voyons bien que ce premier niveau est d'une importance primordiale. Les autres niveaux compléteront nos réponses et interviendront surtout pour le Qui ?

Déjà, la première phrase-clé du décodage biologique est à mémoriser. Elle pourrait, à elle seule, résumer une grande partie de mon exposé mais toutes nos entrevues serviront à développer cette idée maîtresse située au premier plan de notre discipline.

Devant une activité conflictuelle, le plus souvent inconsciente, et dépassant un certain seuil de tolérance propre à chacun, le cerveau, garant de notre survie, va traduire biologiquement, c'est-à-dire au niveau cellulaire, organique ou tissulaire et d'une manière des mieux adaptées en fonction de ses uniques possibilités physiologiques et appelées habituellement « maladies », le ou les ressentis présents au moment de notre confrontation à cette même activité conflictuelle.

Ce débordement représente en fait, l'instant du début des processus biologiques menant, à plus ou moins brève échéance, à l'apparition des symptômes cliniques. En pratique, il est assez facile à retrouver. C'est le dernier conflit vécu quelques mois avant le déclenchement des symptômes et sur lequel nous devrons nous attarder longuement en prenant tout notre temps car cette démarche est essentielle.

Le deuxième volume de fluide conflictuel est puisé régulièrement dans notre vie personnelle depuis notre tendre enfance. C'est une sorte de **remplissage** préalable de la jarre et il ne se fait pas par hasard. C'est le siège des **Cycles Biologiques Cellulaires Mémorisés.**

Le troisième volume représente le fluide apparu autour de notre conception, de notre naissance et surtout au cours de la période où nous étions dans le ventre de notre mère, occupés à répéter les vocalises pour pousser notre premier cri et à nous développer pour nous présenter en pleine forme afin que nos parents soient fiers et heureux de nous mettre au monde. D'un point de vue technique, nous appellerons cette période, celle de notre **Projet/Sens**.

Le quatrième, enfin, évoque le fluide sécrété à partir de la sève de notre arbre généalogique. D'une épaisseur certaine, il raconte toute l'histoire de notre famille, de notre clan : celle de nos parents, de la fratrie, des oncles et tantes et leurs enfants, des grands-parents et des arrière-grands-parents, etc. En termes techniques, c'est le niveau du **Transgénérationnel.**

Quelques remarques importantes sont à poser d'emblée.

1) Dans notre service, nous ne voyons que des gens atteints par une maladie ou un comportement problématique. Les bien-portants nous évitent soigneusement et c'est normal. Mais eux

aussi possèdent leurs jarres. L'étiquette ne porte pas le nom d'une maladie ou d'un désordre psychologique mais plutôt réussite sociale, réussite en amour, bonne santé, etc.

2) J'ai remarqué que la plupart d'entre nous, possédions deux à trois grandes jarres principales. Elles correspondent à ce qui nous gène le plus dans notre vie d'aujourd'hui. A côté de celles-ci, d'autres, plus petites et plus ou moins remplies, sont également présentes et elles ne déborderont pas obligatoirement au cours de notre vie. En d'autres termes, tous, nous avons une sorte de « jarrothèque ». Notre travail individuel permettra de les détecter et d'apprendre à poser des robinets en face de chaque couche. C'est la pratique de la « Plomberie Psychosomatique Préventive » prévue dans le dernier chapitre.

3) L'importance de ces quatre volumes de fluide conflictuel est proportionnelle à l'intensité des activités conflictuelles rencontrées au cours de ces quatre parties de notre vie : notre histoire transgénérationnelle, notre Projet/Sens, notre vie depuis notre petite enfance et le dernier conflit qui a fait déborder la jarre. Vous verrez que les graines de certaines pathologies ont été plus précisément plantées dans une couche particulière.

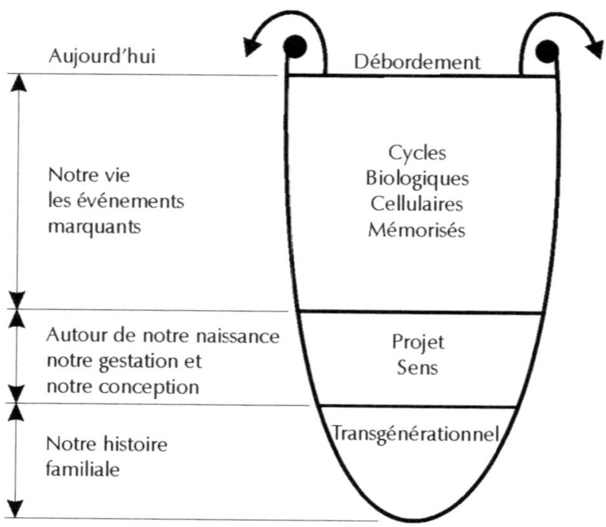

— La Jarre Psychosomatique standard —

4) La jarre idéale et théorique – *voir schéma page 16* –, que l'on retrouve dans certains cas, serait celle où la graine a été déposée dans le transgénérationnel, arrosée successivement par le liquide conflictuel du Projet/Sens, celui de la vie à des moments particuliers rythmés par des Cycles Biologiques Cellulaires Mémorisés et aboutissant, aujourd'hui, à l'éclosion de la fleur-maladie. Je vous rassure tout de suite ! Des consultants n'ont pas attendu l'enquête de la « traçabilité » de cette « graine folle » pour casser leur jarre à l'aide de leur marteau mental et, de ce fait, la thérapie peut être grandement écourtée dans certains cas.

L'ANALYSE PSYCHOSOMATIQUE

J'ai créé ce terme d'Analyse Psychosomatique – l'A.P. pour les intimes – pour rassembler un certain nombre de connaissances théoriques et pratiques, les dernières issues de mon expérience en tant que psychosomaticien. Avançons sur ces chemins et à petits pas.

Les bases théoriques de l'A.P. vérifiées par la pratique quotidienne

Il existe schématiquement quatre pôles théoriques, quatre avenues qui convergent vers le rond-point de la maladie où se trouve le consultant. Et, dans l'ordre d'arrivée dans mes recherches personnelles, je vous présente le Quatuor de l'A.P. : la médecine, les théories de l'inconscient, le transgénérationnel et le décodage biologique. Et là, un élément fondamental est à mettre en place. Pourquoi tant de disciplines autour de la maladie et du porteur de celle-ci ? Pour répondre à cette question, prenons la thématique des chercheurs d'or.

On me dit qu'il y a de l'or à un endroit précis. J'y vais et je creuse. Si je suis satisfait, je reste le temps nécessaire pour assouvir ma soif de pépites. Par expérience, on y reste très longtemps. Un chercheur d'or Australien me disait que le moment le plus important était celui où l'on trouve sa première pépite. Après, on ne peut plus se décoller de sa « poêle à frire »[4]. Mais si je ne trouve pas grand chose, je me déplace pour tenter ma chance ailleurs.

Pour un malade, c'est exactement la même chose. Si je suis satisfait des traitements que m'administre mon médecin de famille, je n'ai aucune raison de changer de « philosophie médicale » et c'est la majeure partie des cas.

Si les traitements proposés ne sont pas efficaces à mon goût ou ne me conviennent pas pour une multitude de raisons personnelles, je vais tenter ma chance ailleurs en poussant la porte de cabinets « non conventionnels ». Ainsi, le développement de toute une série de thérapies, et donc de thérapeutes, a vu le jour grâce à cette insatisfaction de base. Certaines personnes seront attirées par des médecines douces, d'autres par différentes techniques plus ou moins admises, tolérées et/ou efficaces.

D'autres personnes, également non satisfaites, sont parties explorer d'autres courants en prenant un bain dans « *la psychologie des profondeurs* ». Des résultats ont été obtenus ainsi comme me le racontait un de mes confrères à la veille de sa retraite. « *Je dois mon équilibre mental et physique à une seule chose, ma psychanalyse. Vers l'âge de vingt cinq ans, je ne me sentais pas bien du tout avec des idées de suicide de temps à autre. Un ami m'a conseillé une psychanalyse, et aujourd'hui, je l'en remercie infiniment.* »

Nous pourrions penser que la médecine, au sens large, ajoutée à toutes les autres techniques et à la psychologie, sont suffisantes pour une action bénéfique concernant nos malheurs. Eh bien non ! Il reste encore des gens qui veulent explorer d'autres horizons pour les raisons suivantes : ceux qui sont atteints de maladies incurables, graves, mortelles ou invalidantes et les insatisfaits de chez Insatisfait.

« Je sais que je suis condamné à rester sur une chaise roulante », « à mourir à plus ou moins long terme », « à suivre un traitement tout le reste de ma vie », etc. Je cherche à m'en sortir et par tous les moyens. Que feriez-vous dans ce cas ? C'est simplement un réflexe de survie et je pense que je ferais la même chose si l'on me

---

[4] Détecteur de métaux ressemblant à cet ustensile de cuisine.

disait de préparer ma succession en réfléchissant à qui je devrais léguer ma guitare, mon piano ou la table en formica de la cuisine.

Quant aux « super-insatisfaits », ils représentent un courant de pensée correspondant à une recherche plutôt personnelle, une évolution – ou croissance personnelle – comme le disent nos amis du Canada. Essayer de trouver un mieux-être mental et physique, sans être obligatoirement malade à proprement parler. Là également, abondent des techniques dans tous les domaines. Il suffit de feuilleter certaines revues spécialisées pour avoir une petite idée de la panoplie proposée. Bien sûr, je ne les connais pas toutes, et je sais que certaines ont contribué à l'amélioration notable de postulants à un mieux-être.

Puis, récemment, sont apparues deux disciplines qui pourraient satisfaire de nombreuses personnes. Le Transgénérationnel et le Décodage Biologique. Et croyez-moi, Waston, ce sont elles qui vont révolutionner notre manière de voir la maladie et la thérapeutique en médecine et en psychologie !

La première se développe depuis une trentaine d'années et de nombreux praticiens effectuent des recherches dans cette voie. C'est l'étude des influences possibles de Notre Histoire, celle de notre famille, de notre clan sur notre propre vie. Pour moi, elle représente un socle pour notre édifice comportemental, psychologique et médical. Aujourd'hui, je considère inconcevable de mettre de côté l'inspection de notre arbre généalogique car, le plus souvent, c'est à ce niveau que la plupart des graines de nos bonheurs et/ou de nos malheurs ont été plantées. C'est sur les couches du passé que les fleurs poussent au présent. Et comme le dirait mon ami horticulteur, tout dépend de la qualité de notre terre : notre histoire.

La seconde est la plus récente. Elle date des années quatre vingt et ne cesse de prendre de l'essor tellement sa justesse clinique est importante et vérifiée chaque jour. Vous allez vous en rendre compte en écoutant toutes ces tranches de vie racontées par nos consultants. Et mieux, en vivant certaines histoires qui, pour certains de nos lecteurs, ressembleront[5] à leur vécu et leur(s)

---

[5] J'ai reçu de nombreuses confirmations de ce fait, notamment en conférences publiques où les histoires anonymes « parlent » à certaines personnes.

ressenti(s). A noter qu'actuellement nous sommes en pleines recherches cliniques et thérapeutiques pour affiner davantage cette justesse de conception.

Maintenant, allons un peu plus loin dans notre démarche au sein de l'A.P. D'une manière très générale j'ai remarqué qu'il existe en fait deux types principaux de thérapies. Celle où des substances de l'extérieur sont absorbées pour soigner l'intérieur et celle où le « travail intérieur » va aider à une décharge de l'énergie accumulée dans notre intérieur et la libérer en la dirigeant vers l'extérieur.

La solution vient de l'extérieur

Que ce soit avec l'aide d'un médicament, d'un scalpel, d'une dose homéopathique, quelques aiguilles d'acupuncture ou de passes magnétiques, c'est toujours l'intervention extérieure qui prédomine et moi, je ne fais que suivre les directives du « chef de la thérapie », le médecin ou le thérapeute. Je lui délègue « ma responsabilité » et j'attends de ce dernier une bonne partie des résultats. Je cherche une technique ou un thérapeute pour qu'il me soigne, me guérisse et cela correspond souvent à mon éducation vis-à-vis de la maladie. J'opte ainsi, et sans le savoir vraiment, pour une **attitude passive** devant ma maladie. Passive, car la solution viendra toujours d'une intervention extérieure. Si je ne suis pas satisfait, je peux en changer quand bon me semble. C'est une caricature très employée comme le témoigne les flashs publicitaires de la sécurité sociale incitant les insatisfaits à garder quand même leur médecin de famille régulateur.

Ici, le médecin ou le thérapeute pourrait également être considéré comme une sorte « d'Objet » que l'on « utilise » pour se guérir. D'un autre côté, le malade est lui-même un Objet. D'ailleurs on parle de « rein de la chambre 28 » ou « de diabète de la cinquantaine » ou « de la dame qui est venue pour un cancer du sein ».

Bref, nous attendons tout de notre thérapeute et nous patientons plus ou moins. Quelques phrases spécifiques peuvent témoigner de cet état d'esprit : « j'ai été guéri par le docteur Untel, tu devrais aller le voir », « Ce traitement est bon, je n'ai plus mal », « On n'a pas encore trouvé pourquoi je suis malade », « Il m'a dit que je devrai prendre ce médicament tout le restant de ma vie », « Je vais changer de thérapeute car il ne me soigne pas bien » ou, dans certains cas, « J'ai tout essayé, et le professeur m'a dit que je suis condamné à rester sur ma chaise roulante le restant de mes jours », « Il n'y a plus d'espoir, j'ai une maladie mortelle », etc.

La solution vient de l'intérieur

Il ne s'agit pas d'une thérapeutique « invasive » à proprement parler et le praticien ne s'octroie aucun pouvoir. Jamais, il ne dira qu'il vous a guéri. Son seul rôle sera de vous aider à comprendre votre problématique d'aujourd'hui en vous guidant dans le dédale de vos routes intérieures. Vous serez considérés comme un véritable Sujet. Et c'est à vous – ce Sujet à l'intérieur de chacun – de décider d'évoluer grâce aux remarques judicieuses puisées dans votre Histoire. Quand le Je agit, le Jeu peut quelquefois changer et tourner en votre faveur. Ici, le consultant devient **actif** et il conduira Sa propre thérapie avec un maximum de conscience.

Après tout cet exposé, vous vous en doutez bien, . . . tout le monde a raison. Il n'y a pas de vérité unique et **la meilleure des thérapies est celle que l'on doit appliquer au bon moment pour le bon rétablissement de la bonne personne concernée**. En situation d'urgence, la médecine a fait ses preuves. Pour certaines maladies, des traitements – classiques ou non – ont également fait leurs preuves. Aujourd'hui, il nous est offert de travailler, tous les intervenants, thérapeutes ET malades, en collaboration plus ou moins étroite. L'A.P. est prête à relever le défi !

De notre côté, et pour clore ces préliminaires, je vous convie à un fabuleux voyage dans une sorte de « psychopathologie de la vie quotidienne » vue sous l'angle psychosomatique, et il occupera la plus grande partie de ce livre. Les consultants raconteront leur histoire, et de notre côté, nous leur proposerons une nouvelle manière de voir les choses par rapport à leur discours. C'est une sorte de décodage avec, d'un côté leurs mots-maux, leurs gestes, et, de l'autre, notre interprétation psychosomatique qu'ils seront libres d'entendre, de refuser ou d'utiliser à leur gré.

Je vous propose donc de m'accompagner dans cette démarche. Ainsi, vous serez placé aux premières loges dans le théâtre cérébral pour mieux admirer le spectacle intitulé « Enquêtes psychosomatiques » écrit par notre cerveau et joué par nos cellules sur la scène de notre vie. Quant à nous, nous pourrions former un binôme, spécialisé dans les circonvolutions cérébrales, comme il en existe tant dans la littérature policière. Pour réussir, nous devrons être, au minimum, à la hauteur de nos homonymes Sherlock Holmes et son cher Watson, ou rivaliser, dans nos déductions méningées, avec l'inspecteur Maigret. Bref ! Je nous propose le titre de « Détectives des boyaux de la tête », à la recherche du moindre indice pour expliquer pourquoi notre consultant a fait telle maladie plutôt que telle autre, à cet endroit précis du corps plutôt qu'à cet autre !

Par la même occasion, je profiterai de votre présence assidue pour vous expliquer une conception du fonctionnement cérébral des mammifères que nous sommes. Je vous préviens également que nous allons parcourir une grande partie de l'encyclopédie médico-chirurgicale vue sous l'angle psychosomatique. Et pour certaines maladies, vous deviendrez rapidement incollable. Si, si, je vous l'assure. J'ai vu des enfants, à qui on explique le fonctionnement du cerveau de cette manière, comprendre à une vitesse à faire pâlir une fusée Ariane 5 !

Comme ce livre est composé de trois chapitres, commençons, en toute logique, par le premier !

En avant, Waston.

CHAPITRE PREMIER

PSYCHOPATHOLOGIE DE LA VIE QUOTIDIENNE VUE SOUS L'ANGLE PSYCHOSOMATIQUE

Dans l'histoire des sciences humaines, le rôle de notre cerveau a commencé assez tardivement à être mis en évidence. Parmi de nombreux exemples tirés de la littérature, je vous ai choisi la conversation qu'a eu C.G. Jung[6] avec un chef d'Indiens Pueblos d'Amérique du Nord[7] :

- *Les Américains sont fous !*
- *Pourquoi donc ?*
- *Ils prétendent penser dans la tête !*
- *N'est-ce pas le cas ?*
- *Vous n'y songez pas, voyons, on pense dans le cœur !*

Pour cet homme, la conscience intense est faite de l'intensité du sentiment ; ou, en termes scientifiques, il appelle psyché ce qui affecte le cœur.

Aujourd'hui, nous avons de très bonnes raisons de penser que notre cerveau se situe au centre de tout notre fonctionnement, les organes ou tissus n'étant que les simples exécutants de ses ordres motivés par un certain nombre de critères dont nous parlerons tout au long de votre stage. Je sais que cette phrase peut paraître un peu trop réductrice, mais ma pratique me confirme tous les jours que tout se passe sous notre boîte crânienne.

---

[6] Célèbre psychiatre-psychanalyste suisse (1875-1961).

[7] C.G. Jung, « L'homme à la découverte de son âme », page 92, Petite Bibliothèque Payot N°53.

Parmi tous les dossiers en ma possession j'ai sélectionné ceux-ci, car je pense qu'ils vont illustrer parfaitement mon propos. Sans plus tarder, je vous propose de faire connaissance avec la famille psychosomatique suivante :

- Monsieur Bonne Poire, venu après son opération pour élucider la survenance inopinée d'un cancer du gros intestin situé près de l'appendice.
- Madame Lanote, venue pour un lymphome des amygdales et des végétations adénoïdes.
- Monsieur Duplacement Immobilier, venu pour un lymphome digestif, au niveau du colon.
- Mademoiselle Binôme, venue avec sa jarre appelée « cystite récidivante ».
- Monsieur Laplace, venu pour un polype vésical, à demi calcifié et très hémorragique.
- Monsieur Lombaire, venu pour des douleurs lombaires invalidantes.
- La comparaison entre le conflit des patrons-routiers et un anti-ulcéreux de référence complété par les cas de Madame Ulcère et de Monsieur Electroménager, venus pour ulcère de l'estomac.
- Madame Bouclier, venue pour un goitre thyroïdien.
- Madame Latête, venue pour une migraine.
- Monsieur Dispute, venu pour éclaircir l'apparition de son cancer du poumon.
- Madame Lavie, venue pour comprendre son cancer du sein opéré.
- Madame Coline Phrénétique, venue pour éclaircir la présence de coliques néphrétiques récidivantes.
- Monsieur Cher Ami, venu pour des douleurs osseuses diffuses.
- Monsieur Du Piano, venu pour une arthrose des deux pouces et élucider une hépatite virale de l'enfance.
- La famille de la Mémoire Cyclique Musicale du clan des Cycles Biologiques Cellulaires Mémorisés.
- Monsieur Panique Abord, venu pour un état d'attaque de panique.
- Madame Contact, venue pour l'eczéma de sa petite fille.
- Monsieur Play-Boy, venu pour désordre amoureux.

- Messieurs et Mesdames Desgosses et Ducouple, venus pour une stérilité.
- Monsieur Labourse, venu pour un cancer testiculaire.
- Madame Ulcère de la Mare, alias Hydrophobie.

Comme d'habitude, toutes ces histoires son réelles et relatées telles qu'elles m'ont été racontées par les consultants. Les noms, les professions, les lieux ont été changés par respect du secret professionnel. Nous inspecterons la Jarre Psychosomatique de chacun des membres, et leur dossier psychosomatique sera vu de la manière suivante :

1) Une présentation générale décrivant le motif de la consultation.
2) Un rappel psychosomatique théorique à la recherche du conflit biologique de base et du ou des ressentis précis qui auraient été présents chez l'individu lors de sa confrontation à une situation conflictuelle consciente ou, comme dans la plupart des cas, complètement inconsciente.
3) Une enquête, dans le détail, de la vie de l'individu pour retrouver ces mêmes ressentis.
4) Une petite conclusion psychosomatique.

Prêt ? Ma chère ou mon cher Waston !

Thé ou café ? Un peu de sucre, du chocolat ?

Le temps de bourrer ma pipe et je commencerai avec Monsieur Bonne Poire, venu pour explorer « psychiquement » un cancer du gros intestin situé près de l'appendice. Dans un langage médical pur il s'agit d'un « cancer du cæcum », c'est-à-dire de la première partie du colon, le gros intestin. Et retenez déjà ceci : **tout est dans la tête du consultant** et la manière avec laquelle il se présente, dont il parle de lui et de sa maladie, est primordiale. On commence avant même d'avoir abordé son cas ! Donc pour lui, pour sa « réalité consciente », c'est un cancer du gros intestin situé près de l'appendice. Comme il faut nous positionner sur le même plan que celui où son inconscient le « promène », nous devrons voir successivement les significations biologiques et symboliques du colon **et** celle de l'appendice.

MONSIEUR BONNE POIRE

Monsieur Bonne Poire est vraiment très gentil. Tellement gentil que le déroulement de sa vie n'a pas été de tout repos. Il a dû affronter de nombreux « tours de cochon » et le dernier en date s'est matérialisé, comme il le dit clairement, par un magnifique cancer du gros intestin situé près de l'appendice. Heureusement celui-ci a été détecté à temps et ce monsieur a été opéré rapidement. Il se retrouve actuellement avec une partie du colon et avec plus d'un mètre d'intestin grêle en moins.

Quand je l'ai vu pour la première fois, il était entre deux cures de chimiothérapie qu'il supportait assez bien dans l'ensemble. Grand, mince, souriant et très distingué, il fait rentrer sa femme d'abord. Il me gratifie d'un large sourire et me tend la main pour me saluer. Aussitôt assis, il m'expose son problème médical d'une manière très positive, avec beaucoup de clarté et de lucidité malgré un visage marqué traduisant un certain degré d'inquiétude.

« Vous savez, j'ai 50 ans, fortuné, après plus de trente ans de service dans le commerce, et j'ai tout de suite voulu savoir ce qui m'attendait. J'ai décidé de me retirer des affaires et ma femme a vendu tous ses magasins, car désormais nous voulons profiter de notre vie après avoir travaillé très durement pendant des années et des années. Nous avons acheté un bateau et notre souhait est de partir faire le tour du monde en prenant tout notre temps. D'ailleurs, nous attendons ma dernière cure de chimiothérapie et le bilan général pour pouvoir larguer nos amarres. »

Sa femme ne disait rien mais avait l'air tout à fait d'accord, car elle acquiesçait à tout son discours par des signes de tête.

Avant de vous raconter son histoire dans le détail, nous devons voyager dans le passé très lointain pour comprendre un point primordial de notre fonctionnement. J'aimerais vous présenter l'existence des « quatre dimensions archaïques primordiales » dans un premier temps, et ensuite nous aborderons la thématique psychosomatique de base caractéristique du tube digestif.

▪ Les quatre dimensions archaïques primordiales.

Le fait de se procurer des aliments et de les digérer pour rester en vie est intégré dans les processus de survie de toutes les espèces animales, végétales et humaines. Ils sont inscrits et gérés dans des centres de contrôle, des relais cérébraux, situés dans notre cerveau archaïque le plus ancien, le tronc cérébral, situé entre la moelle épinière et les hémisphères cérébraux. D'ailleurs, à ce niveau, se trouvent les centres de contrôle des quatre fonctions vitales qui nous ont permis d'être présents à la surface de la terre jusqu'à aujourd'hui. Je les ai appelées « les quatre dimensions archaïques primordiales ». Elles sont d'une importance capitale pour notre vie en particulier et notre survie en général, car si une seule de ces fonctions venait à s'arrêter, nous disparaîtrions purement et simplement.

Nous oublions trop souvent leur importance, vitale pour nous : l'air, l'eau, la nourriture et la procréation. Une grève voulue ou forcée – comme dans certains cas historiques dus à la folie des hommes – d'une seule de ces dimensions, nous est fatale à cent pour cent, à plus ou moins courte échéance. Je vous propose un petit rappel des plus logiques.

> La première : l'air. Une grève de cet élément et trois minutes suffisent pour expirer.
>
> La seconde : l'eau. Une grève de l'eau nous assèchera en quelques jours seulement.
>
> La troisième : la nourriture. Pour la grève de la faim, il faudra patienter entre un et deux mois. Et cela dure tout ce temps car les grévistes de la faim ne font ni la grève de l'eau et ni de l'air.
>
> La quatrième : la procréation. Une grève de la reproduction prendrait exactement le temps d'une génération pour éteindre tout une race.

Nous oublions régulièrement ces quatre dimensions, mais elles sont primordiales pour notre survie et notre développement. Donc, avant de polariser tout notre esprit sur des activités conflictuelles plus « subtiles », corticales ou intellectuelles, pensons un peu plus à ce que nous respirons, buvons, mangeons et à la pratique générale d'une activité physique sportive ou artistique corporelle. Ou bien, si cela n'est vraiment pas possible, je vous conseille l'autre type de pratique physique favorite de tous les êtres humains, la reproduction et surtout les entraînements. Je l'ai nommée la P.M.A., non pas la Procréation Médicalement Assistée mais la Procréation Maniaque Assidue !

Une remarque : les trois premières dimensions correspondent à la survie de l'individu et la dernière, à celle de l'espèce. Je respire, bois et mange pour moi-même et je me reproduis pour assurer ma descendance.

Il me vient à l'esprit une phrase faisant parfaitement le lien entre ces deux dernières dimensions. « Apprendre à faire l'amour en suivant des cours dispensés par un sexologue reviendrait à demander l'adresse d'un bon restaurant à un gastro-entérologue. »

Retournons nous attabler à la troisième dimension autour d'un bref rappel psychosomatique concernant le cancer du colon situé près de l'appendice en développant deux ressentis précis :

1) Celui qui est à l'origine d'un conflit digestif pouvant entraîner un cancer du colon.

2) Celui qui concerne la position de la tumeur située près de l'appendice.

En Analyse Psychosomatique, tous les détails et **surtout les détails** revêtent un caractère primordial, d'où l'importance d'un écoute attentive.

▪ Le système digestif en général et le cancer du colon en particulier

D'une manière générale, les tumeurs du tube digestif correspondent symboliquement à un conflit dit « indigeste ». Oui, je sais, c'est un peu trop facile, me direz-vous ! J'en conviens. D'où l'intérêt de bien comprendre qu'un conflit psychologique, dépassant certaines limites avec un ressenti de type digestif, ne peut être géré qu'à l'aide des cellules spécialisées dans la digestion. Le cerveau est très primaire dans sa traduction entre un ressenti et l'organe « désigné volontaire » pour le gérer. Pour reprendre une expression populaire, « quand ou a faim, on va au restaurant et non pas chez le coiffeur. » Donc quand il s'agit d'un conflit digestif, le cerveau le confie au système du même nom.

Mais dans l'océan conflictuel du monde de la digestion, de la bouche à l'anus, il y a quand même un certain nombre de subtilités. En réfléchissant un tout petit peu, en ce qui concerne la nourriture, la muqueuse buccale n'a certainement pas la même fonction physiologique que sa collègue du rectum. C'est une question de bon sens. En avant Waston, barre à tribord, digestion toute !

Pour tout l'appareil digestif, il sera toujours question de « morceau de nourriture ». Nous suivrons sa progression depuis le début, posé sur une assiette devant nous, jusqu'à son exonération[8] finale dans le tout-à-l'égout. Nous évoquerons également ses « problèmes particuliers » rencontrés à chaque passage anatomique traversé et illustrés par certaines expressions dites populaires mais pleines de bon sens psychosomatique.

Bouche. Au départ, ce morceau se trouve devant nous et il faut l'attraper avec la bouche. Toutes les pathologies de la bouche concernent la thématique « d'attraper le morceau de nourriture ». Et ce n'est pas toujours facile comme en témoigne les expressions : « Il m'a ôté le pain de la bouche », « Je n'ai pas fait mon chiffre », « Gagner son beefsteak », ou « gagner sa croûte ». Tant qu'il n'a pas passé le pharynx, le fond de la gorge, on peut me le prendre !

Gorge et œsophage. A ce niveau, il faut l'avaler pour le diriger vers l'estomac via l'œsophage. « Il est resté coincé au fond de la gorge », « On m'a fait avaler des couleuvres », « Cela n'est pas passé » ou « Cela me reste en travers du gosier. »

Estomac. Arrivé dans l'estomac : « Je ne peux pas digérer ce morceau », « Cela me reste dans l'estomac, dans le ventre » ou « Je suis ulcéré par son comportement ».

---

[8] Terme médical pour illustrer l'évacuation des selles. Paradoxalement, exonération est un terme très utilisé en droit fiscal où l'argent représente un très gros morceau ! De plus, en psychologie, les selles, les matières, possèdent un lien certain avec l'argent.

Intestin grêle. Dans l'intestin grêle, dont la fonction principale correspond à l'assimilation des aliments, nous avons ceci : « Je ne peux pas l'assimiler, le comprendre » toujours dans une tonalité digestive bien entendu. C'est en abordant cette partie de la thématique du « morceau à assimiler » que j'ai compris l'origine de mes diarrhées avant les examens. Comme tout le monde, je pensais au fameux trac avant cette épreuve. Eh bien, non ! Elles provenaient du fait que je n'avais pas assez assimilé toutes les connaissances que l'on me demandait de digérer afin d'attraper la bonne note. Maintenant, quand un de mes enfants présente ce type de symptômes, je lui demande d'aller réviser un peu plus !

Gros intestin. Pour la symptomatologie du colon, on doit aller chercher un conflit psychologique à tonalité digestive avec la notion suivante : c'est toujours une histoire à propos d'une « crasse », d'une chose indigeste, « dégueulasse », vile, infâme, abjecte, pas sympathique, que l'on n'a pas pu digérer, faire avancer. Pour être plus correct, nous dirions volontiers que l'on a été victime d'un « tour de cochon ». Mais ici, j'utilise volontairement les mots de « crasse, saloperie, dégueulasse, merdique », et vous en connaissez certainement d'autres. En tous cas, ce vocabulaire typiquement ... digestif est régulièrement prononcé par les consultants ayant des affinités avec les conflits... digestifs.

Dans certains cas, une tonalité affective peut s'y ajouter : « Je ne peux pas en parler », « Vider mon sac » car elle intervient dans un contexte familial, professionnel où l'affectif et/ou la crainte sont de rigueur. Au premier rang nous trouvons des histoires de famille où des incorrections sont subies, des « affaires louches » et notamment les affaires d'héritage, de partage ou de contentieux datant de plus ou moins longue date. Nous pouvons trouver également des histoires d'inceste, d'attouchements sexuels et, croyez-moi, il y en a beaucoup plus qu'on pense.

Pour être complet dans notre promenade digestive, les ressentis digestifs intéressant la dernière partie du colon – le recto-sigmoïde – correspondent plus précisément au morceau à évacuer, expulser : « je ne peux pas lui pardonner ce qu'il m'a fait. »

▪ La position au niveau de l'appendice

Notre consultant est resté suspendu à la position de sa tumeur en insistant sur l'appendice[9]. Voyons donc la signification symbolique de cet appendice.

Chez nous, « elle ne sert pas à grand chose » disent la majorité des chirurgiens, et c'est peut-être vrai car elle n'a « apparemment » plus son utilité dans notre espèce. Par contre, chez d'autres espèces, elle est encore indispensable. Tenez ! Chez le cheval, l'appendice correspond à son premier estomac. Il y met ses réserves de nourriture pour ne pas être pris au dépourvu. Ainsi, après un galop dans la nature sauvage en cas d'attaque par un de ses prédateurs favoris, pourra-t-il déguster son repas s'il se retrouve à un endroit pauvre en pâturage ! De cette manière « biologique », il pourra refaire son stock de force. L'appendice serait pour nous, la glacière remplie de nourriture afin de passer un dimanche à la campagne ou au bord de la mer. Pour l'ouvrier, qui n'a pas la chance du cheval, c'est sa « gamelle » que sa femme lui prépare avec amour. Tout cela pour aboutir à la conclusion psychosomatique suivante. Cet organe anodin est chargé, par notre cerveau ancien, « archaïque », de gérer, dans la réalité, les ressentis en rapport avec les réserves de nourriture. Mais l'appendice est une bourse, un cul de sac, où l'on peut stocker des réserves symboliques, et ce « bon grain » peut représenter toute autre chose comme par exemple, notre réserve financière[10]. Chez les enfants on retrouve régulièrement un épisode centré sur l'argent de poche promis ou perdu ou supprimé suite à une bêtise ou à un carnet de notes catastrophiques. Dans d'autres cas, ce bon grain peut correspondre à son stock de bonbons, de sucreries, de bons-points, etc.

- ***Deux exemples :***

Un jour, un ami et collègue thérapeute, venu pour tout autre chose, m'a indiqué qu'il avait eu une appendicite à l'âge de sept ans. Je lui dis ce que vous venez de lire et il éclate de rire. *« Juste après l'opération, j'ai fait un drôle de caprice. J'ai exigé d'avoir des*

---

[9] Appendice vient du latin et signifie « qui est suspendu ».

[10] Notre « bas de laine » a la même forme que l'appendice, la chaussette.

pièces de vingt centimes. Et pendant toute mon hospitalisation, je me rappelle que je jouais sans cesse avec mes pièces, au plus grand étonnement de mes parents. Ils pensaient que j'avais complètement disjoncté et ils étaient à deux doigts d'appeler le psychiatre de service ! »

Au cours d'un séminaire d'Analyse Psychosomatique, j'aborde ce sujet. Un des participants raconte : « *J'avais dix francs d'argent de poche chaque semaine et mon père ne tolérait pas de me voir les dépenser uniquement en bonbons. Mais une fois, je n'ai pas pu m'en empêcher tellement les bonbons c'est bon. Il m'a surpris et m'a ordonné de les ramener sur-le-champ chez le marchand. Je me suis exécuté et dans la semaine, j'ai été opéré de l'appendicite.* »

Biologiquement, c'est donc un conflit indigeste dans une tonalité de ne pas pouvoir vider, faire avancer une affaire moche, être dans une impasse au sein d'une notion de réserves alimentaires, d'argent, de bas de laine, d'épargne. Voir également un contexte où l'on ne peut pas parler de son conflit, de ne pas pouvoir « vider son sac ».

Résumé à propos d'une pathologie du cæcum : ressenti à propos d'une affaire moche, indigeste, qui nous reste dans notre ventre, concernant une sorte de réserve de « bon grain » et que l'on ne peut pas vider, en parler, pour la faire avancer plus loin dans le couloir colique. « Elle me prend les tripes ».

Remarque personnelle : dans ce type de pathologie, le chirurgien est tout à fait le bienvenu, surtout s'il y a un risque d'occlusion ou de complications infectieuses !

Dans tous les cas et d'une manière pratique, deux questions sont à poser en tout premier lieu :

La première est typiquement digestive : « *Quelle est la plus grosse « crasse » que l'on vous a fait quelques mois avant le début des signes cliniques qui vous ont poussé à consulter votre médecin ?* »

La seconde est d'ordre général « *Quel est l'épisode le plus important de votre vie à cette même période ?* »

Sa réponse est très nette et sans la moindre hésitation !

« *Quand j'ai commencé à avoir de vagues douleurs, nous venions de vendre tous les magasins de détails de ma femme. On en avait mare de travailler dans ces conditions pour ne récolter pas grand chose à la fin de l'année : des prélèvements par-ci, des taxes par-là, des impôts en veux-tu, en voilà, des impayés, les salaires des employés qui augmentent et le temps de travail qui diminue avec le passage aux 35 heures par semaine, etc. »*

Donc pour lui, son cancer avait consciemment cette origine et il le disait à qui voulait l'entendre. Et celui qui l'écoutait trouvait tout cela normal, logique. Mais si je m'arrête là, en analysant les ressentis de départ, on n'avancera pas complètement dans la réalité biologique de la formation de cette tumeur. Certes, son conflit psychologique de base correspond bien aux thèmes de notre recherche : un ressenti de « c'est dégueulasse ce qui m'arrive dans une tonalité d'argent, de diminution de bénéfices. Nous travaillons comme des forçats pour ne récolter que des broutilles à la fin du bilan annuel car on me prélève régulièrement ce que je voudrai garder pour ma femme et moi-même ». Nous sommes parfaitement dans la tonalité de ce que nous recherchons mais, je sais par expérience qu'il faut aller plus loin, surtout après avoir analysé sa réponse. C'est ce « **quand les vagues douleurs ont commencé** » qui m'a poussé à aller un peu plus loin.

Je précise à nouveau ma question *« Je vous ai demandé, quelle était la plus grosse « crasse » qu'on vous a faite quelques mois* ***avant*** *l'apparition de ces douleurs. »*

Voici la réponse habituelle : « ***Rien****, je ne vois rien de spécial. Tout allait pour le mieux car on avait décidé de tout arrêter et on s'est abonné à « Voiles et voiliers » pour trouver un bateau. »*

Je dis bien « la réponse habituelle » car, d'une manière générale, l'élément le plus important est soigneusement mis dans cette boîte noire qu'est notre inconscient. Et ceci pour une raison bien simple : **d'avoir, tous les jours et devant soi, sous le nez, ce ressenti en pleine conscience serait générateur de stress, de désagréments, d'angoisse, de colère, de contrariété, bref, de toute une série de « prises de tête » nous empêchant de vivre dans notre quotidien.**

N'oubliez pas, Waston, que notre cerveau a créé notre inconscient pour nous protéger, pour ne pas nous perturber dans les gestes de la vie quotidienne. Imaginez ce monsieur avec, en permanence dans sa tête, ce ressenti de grosse « crasse », de tour de cochon ! Il va être obnubilé par ce conflit et ne sera pas aussi performant que d'habitude dans sa vie professionnelle, affective ou familiale !

« *J'y pense tout le temps, surtout si je côtoie les personnes à l'origine de ce tour de cochon. Je ne mange plus, je ne dors plus comme avant, je prends des excitants divers et variés, autorisés ou non, je deviens irascible, je m'énerve pour un rien.* » Notre niveau de désagrément, de stress en langage scientifico-médiatique, augmente de plus en plus. Au bout d'un certain temps, nous atteignons une vitesse de croisière sur le fleuve de notre stress pour nous installer dans ce que j'ai appelé, une Phase Active Psychologique de notre conflit –la P.A.P. du conflit.

Eh bien notre cerveau n'aime pas du tout cela car, d'une part, nous consommons une trop grande quantité d'énergie sans la régénérer par une alimentation saine, variée, équilibrée et par un sommeil récupérateur et, d'autre part, à plus ou moins longue échéance, nous pouvons courir à notre perte de deux manières principales que notre cerveau a eu maintes fois l'occasion de vérifier au cours de notre Evolution : l'inadvertance et le sur-épuisement.

▪ L'inadvertance

Par « inadvertance » on peut entendre également « distraction » ou « préoccupation » et c'est très facile à comprendre. Ainsi, la tête complètement prise par mes pensées conflictuelles obsédantes, autrement dit en P.A.P. :

- Je traverse la rue, je n'évalue pas bien la distance qui me sépare de la voiture qui vient vers moi et . . . Dernièrement, sous la rubrique des faits divers, on pouvait lire ceci. « En traversant le boulevard Saint-Michel, un grand avocat de Paris a été écrasé par un bus. Il communiquait, son téléphone portable à l'oreille. Le chauffeur a vu cet éminent personnage au dernier moment, mais le choc était inévitable. Chose étonnante, cela c'est passé alors qu'il venait pour la dernière fois à son cabinet. Ce jour là, premier jour de sa retraite, il devait remettre officiellement les clés à son successeur. »
- Je suis au volant de ma voiture et je ne fais pas attention aux feux et ... Là également, les faits divers sont nombreux : on

grille un stop ou un feu rouge, on freine trop tard, pendant quelques instants on ne se souvient pas de ce que l'on vient de dépasser, etc.

- Je suis à mon poste de travail à l'atelier de menuiserie et ...
- Je vais à la cuisine chercher un couteau et je reviens avec ..., le fromage, le presse-purée, une clé à molette ou rien car je ne me souviens pas pourquoi je devais y aller.
- J'ouvre la porte du four pour y placer une bouteille de lait.

Ainsi, bon nombre d'accidents de la route ou du travail peuvent être simplement expliqués par cet état d'inadvertance ! Et tout le monde a connu, de près ou de loin, ce type particulier d'obnubilation à la suite d'un conflit conscient ou non.

Je le répète, le cerveau a une sainte horreur de ce type de fonctionnement. Non seulement tous les systèmes d'alerte sont à la couleur orange tirant vers le rouge et en plus il doit puiser dans toutes ses réserves pour faire fonctionner ce corps dont il est le garant au niveau de la survie : vigilance, organes des sens, système cardio-respiratoire et locomoteur. Dans cet état – équivalant à un véritable état d'alerte physiologique – vous n'imaginez pas qu'il ait le temps de prévoir les prochaines vacances d'été à Palavas-les-Flots ! Il est focalisé sur le niveau de stress et les conséquences possibles de ce haut régime.

A propos de haut régime, voyons l'épuisement.

▪ L'épuisement

Je viens d'acheter une voiture neuve. Je pars faire le tour de l'Europe gastronomique en une semaine et sans m'arrêter, sauf pour remplir le réservoir de mon bolide et pour prendre mes repas. Chiche-kebab à Paris, quelques moules-frites à Bruxelles, du poisson à La Haye, une cigarette à Amsterdam, une choucroute à Hambourg et des saucisses de Francfort à Berlin avec une visite des vestiges du Mur, un goulasch à Varsovie. Pour Prague, Budapest, Bucarest et Sofia, j'improviserai sur place, une moussaka à Athènes et à Tirana, on verra. J'inviterai Milosevic à Belgrade. Une baguette à Vienne, des pâtes à Milan et une pizza à Rome, une bouillabaisse à Marseille, une paella à Barcelone, des sardines grillées et de la morue à Lisbonne et, … un couscous ou un riz cantonnais à Paris 20ème.

Croyez-vous sincèrement que ma voiture tiendra le coup ? Je ne le pense pas ! Je ne pourrais jamais saluer le jeune président de la nouvelle République de Yougoslavie pour trinquer en l'honneur de la Démocratie fraîchement installée. Les voyants passeront au rouge bien avant, exactement après les saucisses de Francfort à Berlin. Tout le monde vous le dira. « *C'est normal ! Il faut prévoir des arrêts toutes les deux heures comme les conducteurs de camion, sinon le moteur explose !* »

Eh bien, pour le cerveau c'est exactement la même chose. Lorsque nous sommes en état de stress assez conséquent et constant, nous consommons de plus en plus d'énergie. Je le répète, en état de stress, conscient ou non, notre physiologie demande un effort supplémentaire au niveau des apports en énergie. D'autant plus que ces apports extérieurs sont minimes en quantité et de piètre qualité : excitants de toutes sortes pour se tenir éveillé le plus longtemps possible, sandwichs pour aller plus vite, etc.

Et, dans certains cas, extrêmes, on s'épuise progressivement jusqu'à la cachexie. Le meilleur exemple est donné dans les phases dites « terminales » des maladies graves comme le cancer ou le SIDA. On maigrit malgré une alimentation sur-vitaminée à faire pâlir n'importe quel coureur cycliste de la Grande Boucle[11].

Nous consommons absolument toutes nos réserves et, comme une bougie arrivée en fin de course, notre veilleuse, dernier témoin des ultimes crépitements de la vie, vacille.

Puis, quand c'est le moment, l'interrupteur, allumé par la force de notre premier souffle le jour de notre naissance, ne peut plus être maintenu en position « ON ».

Position « OFF ».

Et la lumière fut quand l'obscurité vient.

Le grand départ pour rejoindre le pays de son âme.

Les contrôleurs des centres cardiaques et cérébraux débranchent leurs appareils de surveillance. Les fibres cardiaques, celles de l'amour, se contractent une ou deux fois encore. Les synapses

[11] Le tour de France cycliste.

neuronales arrêtent progressivement le transfert des informations en tarissant le flux des neurotransmetteurs.

Une fois le silence installé, les responsables reprennent leur vol suspendu pendant tout le temps de l'accomplissement de leur tâche.

Enfin, dans un bruissement d'ailes, ils rejoignent leur quartier général en attendant de retrouver un nouveau poste.

Je ne sais pas si cela se passe comme cela mais en tout cas, le cerveau sait, par sa grande expérience, que l'inadvertance ou le sur-épuisement peuvent être à l'origine de nombreuses situations délicates. Depuis des centaines de milliers d'années qu'il s'occupe de nous, il en a vu des situations de ce style ! Une panthère sur un homme préhistorique « distrait » par-ci, une « erreur humaine » par-là. Donc, progressivement, il s'est dit qu'il fallait faire quelque chose dans ces cas-là avant l'arrivée d'un possible irréparable. Comme il ne peut agir que sur nos cellules, cette chose, c'est tout simplement le transposé, au niveau de notre corps, de nos cellules et de nos organes, de cette activité conflictuelle et des ressentis associés présents au sein de notre mental pendant celle-ci. C'est ce que nous appelons « maladies ou troubles du comportement ». Finalement, la maladie est une manière de métaboliser un conflit psychologique ingérable avec nos moyens habituels.

Vous me direz, Waston, et avec raison, que l'on meurt aussi à la suite de certaines maladies. « *Oui, mais pas tout de suite* », vous répondrais le cerveau. « *Je préfère envoyer le programme de la maladie maintenant, car je suis sûr que l'on court à sa propre perte à brève échéance. Pour moi, c'est seulement un répit dans le temps car je sais pertinemment que l'on va tout de même y « passer » si le conflit n'est pas résolu. Mais je préfère vivre malade plus longtemps que de mourir tout de suite avec le sur-régime que je suis obligé de suivre. Et crois-moi, j'en ai l'habitude ! Par contre, si le conflit venait à être résolu, je sais exactement comment il faut procéder pour remettre en état de bon fonctionnement le corps dont j'ai la charge. De plus, le temps de cette maladie peut être mis à profit pour comprendre et évoluer dans les chemins de nos propres connaissances.* »

Ce commentaire est valable pour tous les membres de notre famille psychosomatique.

Retrouvons monsieur Bonne Poire au moment où je lui précisais ma question : « Je vous ai demandé, quelle était la plus grosse « crasse » quelques mois **avant** l'apparition de ces douleurs ? » Et à laquelle il avait répondu, le plus honnêtement, et comme tout le monde : « Rien, de particulier. »

Pour lui « rafraîchir » la mémoire et celle de sa femme, toutes deux protégées par les filtres de défense de leur inconscient respectif, je poursuis en leur racontant d'autres histoires psychosomatiques[12] de cancer du cæcum.

« Une infirmière de soixante deux ans a eu les faveurs du chirurgien digestif quelques mois seulement après un héritage problématique. En quatre ans, elle a accompagné, jusqu'à leur décès, cinq membres de sa famille. Ses propres parents d'abord, puis un oncle et une tante et enfin, un autre oncle. Ce dernier lui avait promis de la coucher sur son testament avant de mourir et c'est ce qu'il avait fait. Au moment du partage, devant le notaire et la famille, son cousin et sa cousine lui ont fait un scandale humiliant car ils ont prétexté qu'elle avait profité de sa position d'infirmière devant un être faible qui n'avait pas toute sa raison, pour obliger « leur » père à délester pour elle, une partie de « leur » héritage. Son oncle lui avait légué une petite somme d'argent et un meuble auquel elle était attachée. « *J'ai reçu ce coup en plein dans le ventre après avoir fait mon devoir d'infirmière et de nièce !* »

Mon commentaire : « *Voyez ici, le ressenti : ce n'est pas très sympathique de la part des cousins dans un contexte d'héritage où l'argent et les valeurs sont au centre des débats. Le cerveau analyse cette situation et se débrouille avec le système digestif pour la gérer. Croyez-vous qu'il le demanderait aux poumons, au cœur, aux muscles ? C'est un conflit psychologique où il est question de choses à digérer et où l'argent ou le meuble de valeur sont au centre des débats méningés.* »

---

[12] Les gens comprennent mieux quand ils ne sont pas impliqués. Ainsi, les autres histoires deviennent plus « parlantes » et ils peuvent accéder à la leur par ce « stratagème ».

A ce moment, sa femme tourne son regard vers lui. Il fait de même vers elle, mais le sien était ailleurs. Elle lui dit : « *Tu ne te rappelles pas ce qui s'est passé il y a quelques mois ?* »

« *Non !* » *Je n'étais pas trop étonné de sa réponse. Les filtres, toujours les filtres, Waston.*

« *Tu n'arrêtais pas d'en parler et tu avais une humeur exécrable ! Tu ne dormais plus, ne mangeais plus et on se disputait pour un rien. Tu étais invivable, à la maison et aux magasins. Puis les douleurs sont arrivées et nous n'en parlions presque plus du tout.* »

Il retrouve ses esprits en se tapant la main sur le front : « *Tu crois que c'est cela ? Non !* »

Je me permets de lui dire « *Si, c'est certainement cela.* » Voici ce « *cela* ».

« *Il y a environ six mois, deux de mes amis ou plutôt anciens collègues en affaires, m'ont proposé de monter une entreprise. Eux avaient l'idée et moi, l'argent. Le projet tenait debout et il y avait beaucoup de monnaie à se partager. J'ai financé le projet et très rapidement, je n'ai reçu aucune nouvelle.* » Voyez, Waston comment le stress de Monsieur est monté très rapidement au-dessus de ce qu'il avait l'habitude d'apprivoiser pendant sa vie de commerçant.

« *Le numéro du téléphone portable du premier « associé » sonnait chez lez abonnés absents.* » Le stress monte d'un cran.

« *Le numéro du téléphone portable du second « associé » sonnait également chez lez abonnés absents.* » Le stress monte encore d'un cran.

« *J'ai couru en direction de l'entrepôt où était sensé être stockée la marchandise en question. Le gardien m'a informé qu'il avait loué un local à deux messieurs pendant deux mois mais qu'il n'y avait jamais vu la moindre marchandise entreposée. De plus, ils sont venus lui régler la location il y a quelques jours et ils se sont envolés. Plus de nouvelles !* » Le stressogramme de notre consultant a dû montrer une onde de stress battant tous ses records personnels.

« *Ils s'étaient enfuis je ne sais où. Quand j'ai réalisé que je m'étais fait rouler, j'ai senti quelque chose au ventre.* » En disant cela, effectivement, il tenait sa main sur le côté droit de son abdomen.

« *Résultat des courses, une bonne partie de mes économies a été dépensée aux Bahamas ou à Ibiza. Je ne me suis pas encore remis de cette histoire, d'autant plus que mon cancer s'est installé et j'ai préféré m'occuper de lui plutôt que de ces deux escrocs. »*

« C'est pour cela que je suis malade ? » dit-il ensuite.

« Oui, je le pense, c'est cet épisode qui a pu déclencher les processus biologiques à l'origine de votre maladie. Votre cerveau a enregistré un dépassement dangereux de votre état de stress physiologique et il a préféré diminuer le sur-régime que vous lui infligiez en demandant à votre système digestif de s'en occuper, comme il sait si bien le faire dans ce cas-là. Voici l'équation psycho-mathématique à deux inconnues qu'il avait à résoudre.

> Première inconnue : une grosse crasse à digérer.
>
> Seconde inconnue : dans un contexte de réserves, d'économies, de « bon grain ».
>
> Solution : cancer du gros intestin situé près de l'appendice = cancer du cæcum. »

Un soupir de soulagement et quelques éclats de rire nerveux, vagotoniques[13].

Maintenant, il peut avoir accès à son conflit car son inconscient l'avait, jusqu'à ce jour, protégé de deux manières. La première en lui envoyant la maladie qui correspondait exactement à ses ressentis. La seconde, en occultant ce fait hautement générateur de stress donc, d'activité conflictuelle récidivante.

Voici comment cela se passe en général, et, pour être complet dans notre démarche, il nous faut nous arrêter sur la signification biologique d'une tumeur, son sens biologique. Pour notre démonstration, utilisons un exemple de tumeur digestive.

▪ Le sens biologique d'une tumeur digestive

Il est très aisé de comprendre le sens biologique d'une tumeur digestive, si je le compare à la production industrielle d'un nouveau produit dont le succès est progressivement croissant. Prenons l'exemple d'un produit alimentaire pour rester dans le sujet. Au début et en fonction des rares demandes, la production est faible. La publicité et la qualité du produit obtenant de très

[13] Soupirs et rires sont hautement significatifs d'un certain degré de soulagement physiologique et, dans une certaine mesure, de prise de conscience.

bons résultats, je dois augmenter la production pour faire face à cette nouvelle demande. Puis le produit connaît un succès de plus en plus grandissant. Mon usine devient trop petite et, logiquement, j'en construis d'autres, etc. Vous l'avez compris, une tumeur équivaut à de nombreuses usines de fabrication de ce produit. Pour nous, ce produit représente les métabolites de notre digestion, les enzymes.

Pour Monsieur Bonne Poire, c'était un gros morceau symbolique à digérer. Tant que j'ai la sensation de l'avoir dans mes intestins, le cerveau demande aux cellules de celui-ci d'augmenter la production pour digérer. Et plus la demande est forte, plus le nombre de cellules est augmenté par multiplication, non plus anarchique comme nous avions l'habitude de le considérer, mais parfaitement maîtrisée par notre cerveau. Et l'arrêt des multiplications cellulaires ne se fera que sur ordre du cerveau une fois que le conflit a été résolu, consciemment ou non.

Le cas de Monsieur Bonne Poire nous a appris les premiers rudiments du décodage biologique. Continuons la visite et, dans le jeu de la famille psychosomatique, je voudrai Madame Lanote, la deuxième personne que j'ai choisi de vous présenter.

MADAME LANOTE

Comment élucider, chez cette charmante dame de cinquante ans, la survenue d'un lymphome développé aux dépens des amygdales et des végétations adénoïdes ? La réponse se trouvant dans son histoire et uniquement dans celle-ci, laissons-la nous la raconter.

« Vers la fin des vacances, après le quinze août 2000, je commençai à ne plus bien entendre ce que l'on me disait. De plus en plus, je faisais répéter mon mari ou ma fille. Et cette dernière m'a fait remarquer que je devenais un peu sourde car je montais régulièrement le son de la télévision[14] alors qu'elle le baissait toujours après moi. Je décide d'aller consulter mon médecin qui me trouve une inflammation de la gorge. Il me donne un traitement pour dix jours et me conseille de revenir si les signes

[14] C'est une des manières de suspecter un trouble de l'audition, surtout chez les petits enfants qui ne peuvent l'exprimer avec des mots.

persistent. Au bout du traitement, la « bataille du son » devant la télévision faisait toujours rage, je retourne voir mon médecin et il me donne un rendez-vous chez son confrère O.R.L. Celui-ci m'examine, fait un prélèvement au fond de ma gorge et me dit d'attendre les résultats pour faire un diagnostic précis. Quelques jours après, je reçois un coup de fil me demandant de prendre rendez-vous rapidement. Il m'explique que j'ai attrapé[15] un lymphome au niveau du pharynx et qu'il était responsable de l'installation de ma surdité. En effet, cette tumeur bouchait progressivement les trompes d'Eustache et donc, je ne pouvais plus entendre correctement. Le traitement ne pouvait commencer qu'après un bilan complet dans une clinique. Je suis actuellement au début de ma chimiothérapie et je dois faire ma deuxième cure la semaine prochaine. »

Après lui avoir expliqué ma conception psychosomatique des maladies, je lui pose la question suivante : « *Au début des vacances, en juillet 2000, quelle est la chose que vous auriez voulu attraper et pour laquelle vous vous sentiez dévalorisée ?* »

« *Je ne comprends pas bien votre question et, en plus j'entends mal.* »

« *D'après ma théorie, en début juillet, il y a quelque chose que vous avez voulu avoir, prendre, avaler et vous n'y avez pas réussi. Cherchez dans votre mémoire !* »

« *Je ne vois rien du tout. Il faisait beau et on se préparait à partir en vacances.* »

C'est, comme je vous le disais pour monsieur Bonne Poire, la réponse classique. Notre inconscient est vraiment très fort pour dissimuler les événements qui peuvent nous renvoyer de l'angoisse ou de l'anxiété !

Je lui dis ceci : « *Votre fille a loupé son bac.* » Pourquoi ai-je prononcé cette phrase avec autant de certitude ? La clé se trouve dans l'analyse psychosomatique d'un lymphome au niveau des

---

[15] Le consultant dit souvent « j'ai attrapé » une maladie. Pour moi, ce comportement est révélateur d'un individu typiquement « Objet ». C'est une position classiquement adoptée par la plupart des gens. La thérapeutique psychosomatique consiste à l'aider à passer du stade « Objet » à celui de « Sujet » pendant son stage dans notre service. C'est la thématique de ce que j'ai appelé l'O.A.S. ou « Objet-Apprenti-Sujet ».

amygdales et des végétations adénoïdes. Nous sommes au sein d'une activité conflictuelle faisant intervenir ces deux composantes : d'un côté, le lymphome et de l'autre, les amygdales et les végétations. Voyons cela de plus près !

▪ Les amygdales et les végétations adénoïdes

Pour comprendre la signification symbolique de ces glandes, il faut observer une meute de loups en train de festoyer autour d'un chevreuil après une chasse fructueuse. Tout le monde veut sa part de butin et c'est une véritable foire d'empoigne à qui prendra les meilleurs morceaux. « Je suis un loup et j'ai réussi à me servir un bon petit bout de cuisse, un bel os avec de la viande autour. Je saisis mon repas à pleines dents et vais me cacher derrière un arbre pour le savourer. Malheureusement pour moi, je ne le tiens pas assez fortement entre mes mâchoires et un collègue, moins chanceux que moi, vient me le prendre entre deux coups de dents car il dépassait de ma bouche. »

Pour le cerveau : « *tant qu'il n'a pas franchi le passage entre ma cavité buccale et mon œsophage, c'est-à-dire mon pharynx, il ne m'appartient pas car à tout moment je peux en être dessaisi.* »

En définitive, le ressenti concernant cette zone où se trouvent les amygdales et les végétations correspond à la tonalité archaïque suivante : conflit de ne pas pouvoir avaler le morceau. Pour nous les humains, c'est aussi la peur de ne pas pouvoir attraper le morceau convoité : « *Je désire l'attraper mais je ne peux pas.* », « *Je pense que c'est possible mais cela ne marche pas ou il peut m'échapper.* » A la place de « morceau », vous pouvez trouver de nombreux synonymes. Je vous propose ceux qui sont fréquemment à l'origine d'une bonne partie de la pathologie oro-pharyngée : angines, phlegmon de l'amygdale, cancer du pharynx, pharyngite, etc.

- Bonne note à l'école pour les enfants, les collégiens, les lycéens ou les étudiants.
- Bonne note pour les adultes notés à leur travail comme les membres de l'administration. On parle souvent d' « échelons » en fonction de la note proposée par le supérieur hiérarchique.

- Tous les métiers où il est question « d'objectif de rentabilité », le fameux chiffre d'affaire des représentants de tous poils conditionnant la « prime-morceau » si le niveau du nombre de commandes est atteint.
- Les augmentations de salaire, la prime ou la promotion que l'on pensait obtenir.
- La fille ou le garçon que je convoitais.
- Un objet que je convoite, une voiture, une maison, une image, une place de cinéma, des vacances, etc.
- Un gain au loto ou aux courses.

Cela en représente, des situations de « morceau à attraper » ! **Rappelez-vous que l'humain fonctionne avec différents carburants : le réel et le symbolique dans la majorité des cas et l'imaginaire et le virtuel dans les autres.**

Une remarque valable pour toute la famille psychosomatique – que j'ai oublié de faire pour le cas précédent :

- Une petite activité conflictuelle est à l'origine d'une petite maladie. Une petite angine correspond à un petit morceau à attraper.
- Une activité conflictuelle moyenne correspond à une maladie d'intensité moyenne.
- Une grosse activité conflictuelle correspond à une grosse maladie.
- Une très très grosse activité conflictuelle correspond à une maladie cancéreuse.

▪ Le lymphome

Il est classique de nommer « lymphome » le cancer des ganglions lymphatiques ou des tissus lymphoïdes. Le ressenti de base que nous devons rechercher dans l'histoire de madame Lanote est une activité conflictuelle où se mêlent deux notions : **dévalorisation spécifique avec une notion de peur**.

Dévalorisation signifie diminuer la valeur de quelque chose ou de quelqu'un. Ici, elle sera entendue comme une auto-dépréciation objective et/ou subjective.

- Objective car « Je suis complètement nul à l'école ou à mon travail. Je suis représentant en fourniture de bureaux et je ne fais pas mon chiffre, je n'atteins pas les objectifs fixés en début d'année par mon directeur commercial. Surtout si on me compare à mon collègue qui touche la prime-morceau à chaque trimestre ! » C'est aussi l'enfant qui travaille sans les résultats attendus par ses parents ou ses professeurs.
- Subjective car « Je suis bon, mais moins bon que mon collègue », « J'arrive toujours deuxième au classement des meilleurs vendeurs » ou « Je n'arrive pas à être dans les cinq premiers comme mon frère ou ma sœur ou mon père quand il avait mon âge. »

Je ne ferai jamais de conflit de dévalorisation si je suis en paix avec mes résultats scolaires ou professionnels. « Je suis passionné par la mécanique et j'attends avec impatience d'être en apprentissage. Alors le suis obligé de rester à l'école jusqu'à seize ans, je m'ennuie et les mauvais résultats ne me font ni chaud ni froid ! » De même : « Je gagne suffisamment d'argent avec mon activité et la course à la prime ne m'intéresse pas du tout. »

D'une manière générale, toute dévalorisation est accompagnée d'un sentiment d'impuissance illustrée par cette phrase-clé : « Je ne peux pas faire autrement que de subir cette situation. »

Ces quelques mots sont d'une importance capitale et aujourd'hui, je pense que toutes les pathologies, quelles qu'elles soient, pourraient bénéficier de cet éclairage.

Spécifique désigne quelque chose de précis, jamais un sujet d'ordre général. Ici, c'est certainement une note à l'examen final. D'ailleurs chez les jeunes, j'ai entendu dire – mais ceci est à vérifier – que de nombreux lymphomes se déclarent à la fin des grandes vacances car ils mettent environ quelques semaines pour se développer. Ce qui correspond bien à la période des résultats de fin d'année, du passage en classe supérieure ou du baccalauréat.

Notion de peur. En pratique, tous les cancers naissent sur un lit de peur : peur de ne pas y arriver, peur de l'avenir, peur d'un danger quelconque, etc. En décodage biologique, un ressenti isolé va engendrer une certaine quantité de stress, de désagrément. Si ce ressenti est accompagné d'un sentiment de peur, le niveau de stress est à multiplier par deux, trois et davantage. Donc, dans ce dernier cas, l'activité conflictuelle pourra être très voisine des seuils de tolérance personnels à l'origine du débordement de la Jarre Psychosomatique.

Résumé psychosomatique d'un lymphome des amygdales et des végétations adénoïdes : c'est un ressenti où l'on trouve une dévalorisation spécifique pour un morceau que l'on ne peut pas attraper, avaler, dans un contexte de peur.

Reprenons à « Votre fille a loupé son bac. »

Une grande émotion s'est installée. Des larmes s'échappent discrètement de ses yeux. Même retenues, elles escaladent le bord des paupières. Ses mains cachent son visage : « Comment le saviez-vous que c'était cela ? » Je lui explique la signification biologique, psychosomatique de sa maladie et lui demande de me raconter sa version des faits.

« Vous savez, pour moi, son bac représentait beaucoup plus qu'un simple examen. Son père l'a toujours dévalorisée. Il ne s'en est jamais occupé. Il faut vous dire qu'il n'a pas voulu avoir d'enfant et moi je désirais en avoir un à tout prix. Un jour, j'ai fait ôter mon stérilet sans en informer mon mari. Et, comme on dit « Je lui ai fait un enfant dans le dos ». Je le lui ai appris au bout de quelques mois et il m'en a beaucoup voulu.

Dès que la petite est née, j'ai bien vu qu'elle ne l'intéressait pas. Je l'ai élevée pratiquement toute seule. Pendant sa scolarité, il ne s'en occupait pas et j'ai dû m'improviser institutrice d'abord, professeur de mathématiques, de français, et d'autres disciplines ensuite. Il disait toujours qu'elle n'arriverait à rien faire et, au fond de moi, je ne le supportais pas et c'est pour cela que je l'aidais au maximum de mes possibilités. Elle est arrivée jusqu'en terminale scientifique et pour moi c'était une véritable épreuve car je redoutais son échec. La réussite au bac signifiait que son père avait eu tort de la considérer de la sorte. J'avais peur de la réaction de son père. « Tu vois bien que ce n'est pas la peine de la pousser dans les études, c'est trop dur pour elle ! » J'aurais tellement voulu qu'elle réussisse pour lui prouver le contraire ! »

Je pense, cher(e) Waston, que l'Analyse Psychosomatique de ce cas est très riche. Néanmoins, je voudrais poursuivre ma réflexion.

Comme vous avez pu le remarquer, nous nous trouvons au sein d'une activité conflictuelle où deux types de ressenti sont concomitants, n'est-ce pas ? Contrairement à Monsieur Bonne Poire où nous naviguions uniquement dans le digestif, avec Madame Lanote nous allons toucher du doigt une grande subtilité concernant le fonctionnement de notre cerveau, simple traducteur de nos ressentis au niveau de nos cellules.

En effet, le premier ressenti correspondait à une thématique digestive où il était question de « morceau à attraper, à avaler ». Le second faisait appel à un sentiment de dévalorisation spécifique et subjective dans un contexte de peur pour l'avenir de sa fille. Eh bien, le cerveau analyse simultanément ces deux ressentis présent dans la tête de cette femme. Ainsi, va-t-il « désigner volontaire d'office » les deux types de cellules pouvant le mieux répondre à ce « cahier des charges biologiques ». La seule partie du corps capable de métaboliser ces deux ressentis en même temps, ne peut être que les structures lymphoïdes digestives placées au niveau du pharynx, c'est-à-dire, les amygdales et les végétations adénoïdes. Il ne s'est pas beaucoup trompé, n'est-ce pas ? J'ai nommé ceci la thématique des « jarres soudées », car chacune correspond à un ressenti précis.

Allons encore plus loin en combinant deux ressentis de dévalorisation spécifique dans un contexte digestif où il est question de « tour de cochon, de crasse, de vilenie » impossible à digérer. Une sorte de réunion de Madame Lanote et de Monsieur Bonne Poire. C'est le cas de Monsieur Duplacement, Immobilier pour les intimes.

MONSIEUR DUPLACEMENT IMMOBILIER

Pour les détails biologiques concernant le conflit digestif, voir le cas de Monsieur Bonne Poire et pour le lymphome, celui de Madame Lanote. Attardons-nous plus volontiers sur l'histoire de notre nouveau consultant !

« Je suis actuellement en longue maladie, mais j'attends avec impatience les résultats de mon bilan afin de reprendre mon travail d'agent immobilier ou plus exactement celui de conseiller en placement immobilier. Je travaille dans une grosse agence et nous ne sommes que trois personnes dans mon département. Les gens viennent avec quelques idées en tête et moi je dois les aider à placer leur argent dans des projets immobiliers qui leur correspondent le mieux possible en fonction de nombreux critères : âge, situation familiale, revenus, fortune personnelle, placements à risque ou non, etc.

Par suite de difficultés sentimentales avec ma compagne, mon rendement s'est vu diminué à tel point que j'étais incapable[16] de concrétiser un dossier et ce, pendant plusieurs mois d'affilée. A la suite de ces mauvais résultats, mon patron a décidé de me transférer dans le service des locations. Je me suis senti diminué et il venait de me faire la plus grosse « crasse » qu'il pouvait me faire. »

Nous voyons qu'il s'agit d'une dévalorisation concernant un sujet très précis : son activité. Ce n'est pas parce qu'il était brun ou blond, grand ou petit, gros ou mince ou pour tout autre raison. C'était pour son travail de conseiller. A cette dévalorisation s'ajoute une notion digestive de morceau qui me reste dans le ventre, que je ne peux faire avancer, digérer. La résultante a été facilement trouvée par son cerveau, lequel a « convoqué » le tissu lymphoïde placé le long du gros intestin.

Poursuivons notre enquête en nous promenant à la faculté des sciences ou plus exactement, en rendant visite à Mademoiselle Binôme, étudiante en quatrième année de biologie animale et qui a apporté sa jarre sur laquelle l'étiquette suivante avait été collée : « cystite »[17].

MADEMOISELLE BINOME

Elle souffre d'une cystite rebelle à tout traitement. Des urines foncées et quelques globules rouges, mais c'est surtout les douleurs qui se placent au premier plan.

---

[16] Il était en Phase Active Psychologique de conflit –P.A.P. tellement stressé qu'il ne pouvait plus être performant dans son activité qui nécessitait beaucoup de concentration et de sérénité devant ses clients. D'autre part, en langage biologique, le terme « incapable » signifie que la personne se sent dévalorisée.

[17] Infection urinaire du bas appareil urinaire, la vessie et l'urètre.

« Cela fait plus d'un mois que j'ai mal et je ne sais plus à quel saint me vouer. Des traitements antibiotiques, antispasmodiques n'ont strictement rien donné et je commence à perdre patience. »

▪ La cystite

Venez, Waston, et réfléchissons un peu sur la signification de ces douleurs vésicales et urétrales. Elles sont dues à une infection des urines. Et à quoi servent les urines ?

Je connais votre réponse : « *Le corps utilise les urines pour transporter des toxines hors de l'organisme.* » Et vous avez raison, mais plaçons-nous dans un contexte plus animalier, plus archaïque si vous le voulez bien. A quoi servent les urines chez nos amis les bêtes ? Je vous laisse quelques instants pour trouver et je vous donne un indice car je suis gentil avec vous : que fait, avant tout, votre toutou adoré quand vous allez le promener au square ?

Je pense que vous avez trouvé. Il urine quelques gouttes par-ci, par-là pour... **marquer son territoire**. Et oui, nous avons hérité de tous les codes biologiques de comportement des espèces qui nous ont précédés. Bien sûr, aujourd'hui, pour marquer mon territoire, je n'ai pas besoin d'uriner aux quatre coins de mon appartement. Il me suffit simplement d'apposer mon nom près de la sonnette. Et si je vais voir mon patron dans son bureau, il serait tout à fait incorrect d'effectuer ce rite ancestral archaïque pour signifier que j'aimerais bien prendre sa place. Notre cerveau peut aller assez loin pour nous aider dans la résolution biologique de nos ressentis. Nous retrouvons régulièrement cette tonalité de marquage de territoire avec, parfois, d'autres nuances plus subtiles, moins terre à terre. Voici des exemples empruntés à la vie quotidienne :

Ressenti de ne pas pouvoir organiser son propre territoire comme nous le voulons.

« *Je ne peux pas mettre ma griffe, ma signature* » est l'expression populaire la plus connue.

« *Depuis que mon mari est à la retraite, il est toujours derrière moi comme un petit chien et il me gêne dans mes habitudes, il me dérange tout.* »

Ressenti de ne pas pouvoir donner son avis, de prendre position dans telle ou telle discussion. *« Je ne sais pas me positionner par rapport à tel problème. »*

Ressenti de peur de la désorganisation de mon territoire. « *Nous avons prêté notre maison à des amis et je ne sais pas s'ils vont bien se comporter et laisser la maison dans l'état où ils l'ont trouvée à leur arrivée.* »

Ressenti identique en cas de problème avec les voisins pour une question de mur mitoyen. Les problèmes de voisinage pour des clôtures sont responsables de bien des cystites[18].

Problèmes de cohabitation :

« Les beaux-parents sont toujours fourrés chez nous et ils se mêlent de tout. »

« Mon beau-père, veuf, vient à la maison sans prévenir et à n'importe quelle heure. Il veut voir sa petite-fille et il me donne des conseils déguisés en ordres en ce qui concerne la manière d'élever « sa » petite-fille », me disait une femme avec des cystites plus que récidivantes, quasi-permanentes !

« Ma chambre est trop petite. » ou « Mon frère prend toute la place dans la chambre que je partage avec lui. Je ne peux même pas accrocher le poster de ma vedette favorite ! »

« Depuis la restructuration de l'entreprise, je partage mon bureau avec un confrère et je ne suis plus libre de faire une petite sieste après le repas. « Cela ne se fait pas », vous comprenez ? »

« Une naissance vient perturber mes propres repères avec mes parents. »

« En partant au travail, mon mari m'oblige à préparer le plat de son choix pour le soir et je n'ai rien le droit de dire. Je ne peux même pas décider toute seule, comme mes copines, de l'agencement de la maison. »

Donc, pour résumer notre propos, une cystite correspond à une activité conflictuelle où le ressenti de base est une problématique de marquage de territoire.

---

[18] Et de bronchites comme nous le verrons plus tard avec le cas de Monsieur Dispute.

Dès que j'ai expliqué à Mademoiselle Binôme l'origine psychosomatique de ses troubles, elle est partie dans un éclat de rire.

« Eh bien, je sais maintenant ! »

« Eh que savez-vous ? »

« A la fac, ma collègue et moi formons un binôme, c'est-à-dire que nous devons faire des expériences à deux et rédiger notre mémoire ensemble. Je me rappelle que j'avais tout préparé, du début à la fin. J'avais planifié toute la démarche scientifique de A à Z. Elle n'avait qu'à suivre le « script ». Cela a duré deux mois environ pour les expériences, et j'ai mis un mois pour la rédaction de notre mémoire. Comme elle est tombée malade, je lui ai proposé de lui rédiger une partie de son travail. Personnellement, je ne voyais aucun inconvénient à cela d'autant plus que c'est une bonne collègue et amie.

Résultat final, nous avons obtenu une des meilleures notes. Mais ce qui m'a le plus déçue, c'est son comportement avec les profs. Devant tout le monde, elle leur a dit qu'elle avait fait la plus grande partie du boulot. Elle se mettait en avant alors que c'était exactement l'inverse. Et quand j'ai vu la page de garde de notre mémoire, je n'en croyais pas mes yeux. Habituellement, on inscrit le nom des rédacteurs par ordre alphabétique et avec les mêmes polices de caractère. Là, elle avait mis son nom avant le mien et les lettres de mon nom étaient plus petites que celles du sien. »

Pour Mademoiselle Binôme, nous voyons bien qu'il s'agit d'un conflit de marquage de territoire « ma griffe » n'a pas été reconnue.

Pour la petite histoire, je ne peux m'empêcher de vous donner ma version psychosomatique d'une infection urinaire qui a défrayé la chronique médico-politique à l'occasion de l'investiture d'un candidat à la mairie d'une ville de France. Ce monsieur est maire depuis plus de dix ans et comme tout maire qui se respecte, il décide de briguer un nouveau mandat. Subitement, deux autres membres de son propre parti politique décident de partir à la course à l'écharpe tricolore. Puis un troisième. Cela s'est soldé par une hospitalisation d'urgence du maire sortant pour . . . infection urinaire ! Vous le voyez, le territoire, Waston ?

Maintenant, nous allons voyager dans de plus hautes sphères, cher Waston. Nous devons prendre une montgolfière pour comprendre le prochain cas. Le territoire peut revêtir de nombreuses formes. Il est souvent réel, comme une chambre, un rapport scientifique, une cuisine ou un terrain. Certaines fois, il faut aller le chercher dans le symbolique et c'est facile comme chez Mademoiselle Binôme. Ici, avec Monsieur Laplace, c'est du symbolique de chez « Symbolique » !

MONSIEUR LAPLACE

Je me rappelle encore ce Monsieur Laplace. Après une conférence, il est venu me trouver pour m'inviter au restaurant. « Je sais que cela ne se fait pas, mais j'ai vraiment besoin de votre aide car je ne m'en sors plus. J'ai une jarre intitulé « polype vésical à demi calcifié et très hémorragique ». Je pisse du jus de betterave depuis des mois, les médecins veulent m'opérer et moi je ne veux pas. Quand vous avez parlé de Mademoiselle Binôme, j'ai senti des choses à l'intérieur de moi. » J'ai accepté cette invitation un peu bizarre.

Nous voilà au bord d'une rivière, dans un cadre magnifique et une vue formidable sur la ville qui brillait de tous ses feux. Il était aux alentours de vingt trois heures et j'avais une petite faim déclenchée par des mécanismes biologiques archaïques pour assouvir les désirs de ma troisième dimension. Une carte des plus appétissante nous est proposée par le chef. Je pouvais choisir ce que je voulais et il insistait pour le choix des vins. Entre une salade languedocienne, gésiers confits et pélardons[19] chauds et un poisson en papillote, je m'étais déjà fait une petite idée de l'origine du contenu de sa jarre. Je lui demandais de me raconter son histoire comme elle venait, comme cela dans sa tête.

« J'ai l'impression que toute cette histoire vient du contexte familial. Mes parents « ont fait Pâques avant les Rameaux ». C'est-à-dire que j'ai été conçu avant leur mariage. Ils sont très catholiques. Je dirais même plus, catholiques de chez Catholiques ! Et j'ai remarqué une chose, ma sœur, mon frère et ma mère ne m'aiment pas trop. Je n'ai jamais ma place quand on se réunit pour

[19] Fromage de chèvre.

les repas de famille. On m'oublie régulièrement ainsi que mes enfants. Une fois, à l'anniversaire de ma mère, ma sœur qui était chargée d'organiser la cérémonie a complètement « omis » de nous compter. Arrivé chez elle, je m'étais aperçu qu'ils manquait quatre chaises, pour ma femme, moi et les enfants ! »

« Stop ! Une gorgée de Côte de Bourg et nous allons voir ce que peut représenter votre polype vésical à demi calcifié et hémorragique. Gloup ! Partons du décodage biologique d'abord. »

- **Polype vésical**

Comme je le disais au début, un polype correspond certainement à un conflit de marquage de territoire d'une certaine importance, se situant exactement entre une simple cystite et un cancer de la vessie et nous en avons vu la signification plus haut.

- **A demi-calcifié**

Là, je sais que tout le monde ne sera pas d'accord, mais la calcification correspond symboliquement à une histoire où rôde une problématique où la mort est présente. Comme si on voulait figer quelque chose ou quelqu'un. La Bible parle de transformation en statue de sel. En me laissant aller à mon intuition, je lui dis qu'une partie de son clan désire ou a désiré sa mort – inconsciemment bien sûr !

- **Hémorragique**

C'est encore plus simple, car tout ce qui touche à une problématique avec ma lignée de sang, à ma famille le plus souvent, est interprétée par mon cerveau par une intervention au niveau des cellules sanguines.

- **Résumé**

Son cerveau pourrait prononcer la tirade suivante : « Ma mère aurait voulu, en y pensant fortement, une sorte d'avortement spontané ou une fausse couche quand j'étais dans son ventre. Très pieuse, il lui était difficile de se montrer enceinte au moment du mariage. De ce fait et dans ses pensées, je n'ai pas ma véritable place d'aîné et elle a communiqué ce message au sein de la fratrie. Ma sœur et mon frère, obéissant à cette Fidélité Familiale Invisible prononcée inconsciemment par ma mère, ne me reconnaissent pas véritablement comme leur aîné et j'ai toutes les difficultés à prendre ma place au sein de la famille. »

« Je comprends beaucoup de choses avec ce que vous dites. Effectivement, je n'ai jamais eu le sentiment d'avoir une véritable place d'aîné aux yeux de ma sœur et de mon frère. »

« Votre place d'aîné, on ne peut pas vous l'enlever car vous êtes le premier arrivé. C'est même inscrit sur le livret de famille ! Je peux commander un dessert ? »

Je choisis une coupe glacée et lui, une mousse au chocolat. Je lui demande : « Savez-vous pourquoi certaines personnes adorent le chocolat ? » Devant son air surpris, je lui donne une réponse. « Parce qu'il n'y a pas assez de chocs au lit ! » Nous éclatons de rire et terminons la bouteille de Bordeaux avant de nous quitter.

Cet aspect particulier des conflits psychologiques des parents qui peuvent se « biologiser » chez leur descendants sera longuement développé au niveau du paragraphe du Projet/Sens vers la fin de ce chapitre. En attendant, une visite s'impose chez le roi de la vertèbre lombaire.

MONSIEUR LOMBAIRE

C'est un monsieur très souriant, d'une cinquantaine d'années, qui entre dans mon bureau. Il marche avec difficulté en se tenant le bas du dos. Il s'assoit et après avoir inscrit les premiers renseignements sur la première feuille de son dossier[20], je lui demande de m'exposer le motif de l'investigation psychosomatique qu'il désire aborder.

« J'ai lu le livre que vous citez régulièrement et il se trouve que le cas de Monsieur Sciatique Paralysante[21] m'a beaucoup parlé. Je ne suis pas arrivé à son stade de paralysie, mais je commence à me poser certaines questions à propos de mon mal de dos qui dure depuis très longtemps. A la radio, on a découvert que ma

[20] J'ai remarqué que l'épaisseur de mes dossiers grossissait tout au long de mon parcours médical. Une demi feuille en médecine générale, une ou deux en homéopathie et, maintenant, plus d'une demi-douzaine dans la majorité des cas. Il en faut des feuilles pour noter toutes les subtilités historiques de chaque consultant !

[21] Voir page 289 du livre de référence.

cinquième vertèbre lombaire – L5 – était située un peu trop en avant et de ce fait elle était la cause de mes douleurs.

J'ai essayé de nombreux traitements et sans résultats à long terme. Lorsque vous dites que la cinquième lombaire correspond à une dévalorisation par rapport à un collatéral, j'ai tout de suite compris. J'ai un gros problème de dévalorisation avec mon frère aîné. Il a toujours eu toutes les faveurs de ma mère. En poussant un peu, dès ma naissance, qualifiée par ma mère de « non désirée », j'ai senti que j'étais de trop. Il a été et est encore toujours son chouchou. Dès qu'il fait quelque chose de bien, on applaudit. Et s'il fait une bêtise, on n'applaudit pas mais c'est tout comme alors que pour moi, aucun applaudissement, même si je réussis, surtout dans mes études.

Un exemple frappant : quand il a eu son bac, ma mère lui a organisé une grande fête en réunissant tous ses amis et la famille avec champagne à gogo. Quand j'ai eu mon bac, trois ans plus tard, rien ! Quand il a décroché son poste de professeur à l'université, champagne ! Quand j'ai été reçu à l'Ecole des Mines pour devenir ingénieur, rien, même pas un peu de vin blanc mousseux ! J'ai compris que je ne pouvais pas rivaliser avec lui car les dés étaient pipés et la partie jouée d'avance. Alors, dès la fin de mes études, j'ai préféré partir et je suis allé travailler à l'autre bout de la France d'abord et, ensuite, à l'étranger. Quand je reviens à la maison pour les fêtes, c'est encore le même cinéma. Il me dévalorise régulièrement devant tout le monde. C'est, comme vous dites, de la castration à la petite cuillère[22], pas trop voyante pour la détecter immédiatement mais suffisamment présente pour m'énerver au plus haut point. Il pousse le vice jusqu'à me taquiner en sachant que je ne vais pas provoquer d'incident familial. A Noël dernier, j'étais en train de discuter avec ma cousine, il vient dans mon dos et commence à me mettre « plus bas que terre »[23] à propos de mes envies d'acheter une maison pour ma retraite en me « conseillant » vivement de rester à l'étranger. »

En fait, sans le savoir, Monsieur Lombaire vient de nous donner certaines clés pour comprendre ses douleurs lombaires chroniques.

---

[22] Page 152 du livre de référence.

[23] Expression traduisant une dévalorisation.

Comme disait mon professeur de piano, pour jouer vite il faut apprendre lentement, alors reprenons tout depuis le début. Et le début correspond à l'énoncé du ressenti de base pouvant impliquer les os d'une manière générale et de la cinquième vertèbre lombaire en particulier. Ensuite, nous aborderons la tonalité particulière de la position de cette vertèbre déplacée vers l'avant. Eh oui, tous les détails sont importants. Pourquoi cette vertèbre s'est-elle déplacée en avant plutôt qu'en arrière ou que sur le côté ?

Les os en général

Le ressenti de base, commun à toutes les pathologies osseuses est représenté par un seul mot : la dévalorisation et biologiquement cela veut dire « Je ne suis pas capable d'être à la hauteur, je ne vaux rien ou bien, je ne peux faire autrement que de subir la situation ». Dans un cas extrême de dévalorisation, le cerveau va demander aux structures osseuses de gérer cette activité conflictuelle et si je ne vaux rien, je dois disparaître complètement afin qu'il ne reste plus rien de moi-même. Et, en dernier lieu, la seule chose qui puisse rester de moi est mon tissu osseux. Dans les très graves dévalorisations cela peut aboutir à une destruction de ces structures avec l'apparition de géodes osseuses interprétées assez péjorativement. Dans la plupart des autres cas, la dévalorisation est moins importante et ce ressenti va être confié aux structures musculaires et tendineuses.

Comme nous l'avons appris plus haut avec le cas de Madame Lanote, le sentiment de dévalorisation peut être objectif ou subjectif et pour reprendre une phrase célèbre des cours de mathématiques, **pour le cerveau, comme si = c'est. Que le stress soit physique, psychologique, dû à une situation conflictuelle réelle, imaginaire ou symbolique, consciente ou inconsciente, le cerveau reçoit toujours les mêmes informations à l'aide de ses capteurs disséminés à travers tout le corps. Il ne fait pas la différence car pour lui, l'individu est considéré comme étant en état de stress biologique** concrétisé par les modifications des paramètres sanguins, hormonaux, etc. C'est la pensée qui tranchera en faveur de tel ou tel cas mais pour lui, **il n'y a que le**

stress biologique qui compte. Ce n'est que sur la base de ces informations biologiques qu'il peut décider d'intervenir ou non.

Au total, une pathologie osseuse sera le témoin d'une activité conflictuelle correspondant à un ressenti de dévalorisation par rapport à moi-même. C'est moi qui ressens cette dévalorisation même si les autres ne le pensent pas, ce qui est souvent le cas chez les mammifères que nous sommes !

▪ La cinquième vertèbre lombaire, la L5.

Elle est située entre la L4 au-dessus et la première vertèbre sacrée au-dessous. Cette vertèbre métabolise les conflits de dévalorisation par rapport à un collatéral au niveau de notre arbre généalogique : frère, sœur, cousin, cousine. Par extension, elle peut concerner une personne de ma génération ou quelqu'un du même niveau hiérarchique que le mien : un collègue de travail, un voisin, un ami, un amant, une maîtresse, etc. Dans certains cas, cela peut concerner un individu d'une autre génération que la notre. Je considère mon père comme un ami, ma mère comme une confidente, un enfant peut être élevé au grade de parent dans certaines famille, la fille aînée devient la mère symbolique de ses frères et sœurs.

A ce niveau, nous pouvons également ajouter une notion sexuelle au sens général du terme. C'est ici que nous voyons arriver les théories freudiennes du développement psychoaffectif de l'enfant. Et cela intéressera certainement notre Monsieur Lombaire. Il n'a pas été désiré et constamment défavorisé aux yeux de sa mère. Celle-ci, sans le savoir, a entretenu une relation particulière avec le frère aîné qui est beaucoup plus aimé que le rejeton lombalgique. On n'a pas préparé de terrain favorable pour que ce dernier puisse grandir dans un climat d'égale affection. Ainsi, touchons-nous la tonalité particulière du déplacement de la L 5 vers l'avant.

▪ La L 5 déplacée vers l'avant

On ne lui a pas octroyé de territoire, donc, Monsieur Lombaire n'avait qu'une seule chose à faire pour pouvoir s'en sortir : la fuite en avant, loin de ce climat familial, à l'autre bout de la France d'abord et à l'étranger ensuite. Comme il n'avait pas de territoire, il lui a fallu en construire un, mais loin de ce climat de dévalorisation. Malheureusement, le ressenti étant toujours présent dans ses circonvolutions cérébrales, le cerveau reçoit toujours les mêmes informations, celles de la dévalorisation par rapport à son frère et devant le regard de sa mère. D'une manière générale, quand un individu « se sent obligé » de partir du foyer familial, il faudrait peut-être le voir de cette nouvelle manière : « Je claque la porte de chez mes parents car s'est une solution de survie ».

Une profonde prise de conscience ainsi que la compréhension de ce que j'ai appelé « le Syndrome de l'Elastique » lui ont permis une notable amélioration.

▪ Le Syndrome de l'Elastique

Mon frère, aidé inconsciemment par ma mère, tire l'élastique de la dévalorisation d'un côté et moi, je tiens l'autre bout car je suis toujours en recherche de reconnaissance donc de revalorisation. A chaque dévalorisation il(s) tire(nt) dessus et je ressens toujours le même sentiment d'être dévalorisé, matérialisé par la tension conflictuelle de l'élastique, sauf si je lâche. Dans ce dernier cas, il ou elle aura beau tirer pendant des heures, je ne ressentirais plus rien du tout !

« Je viens de réaliser que je me suis battu pendant cinquante ans en subissant les poussées de l'élastique ! Et c'est ma mère qui l'a fait à son insu, relayée ensuite par son fils adoré, à son insu aussi. Depuis que je l'ai lâché, je me sens mieux et toutes les vexations de mon frère ne me font pas autant d'effets qu'auparavant. Je me sens plus libre et je m'occupe plus de moi, de ma famille et de ma maison. »

Maintenant, pour nous détendre, une petite pause avant d'analyser l'histoire de Madame Ulcère. Je voudrais vous soumettre une réflexion, à propos de santé publique, illustrée par le rapprochement psychosomatique du conflit des patrons-routiers du début septembre 2000 et un médicament anti-ulcéreux, N°1 du top 10 de la consommation médicamenteuse française de l'année 1999.

LE CONFLIT DES PATRONS-ROUTIERS, LE MEDICAMENT ANTI-ULCEREUX ET MADAME ULCERE

Ce 15 septembre 2000, chose rarissime, j'ai décidé de prendre mon petit déjeuner à la terrasse d'un café. Un grand crème et un croissant se disputaient les faveurs de mes papilles gustatives tout en contribuant à mon premier, et trop momentané, bonheur matinal. J'ai poussé le plaisir en m'octroyant quelques instants de repos en prenant connaissance des nouvelles du monde en général, et celles de la France en particulier, et ce, en lisant tout simplement le journal qui me fixait des yeux comme le ferait un chien de la S.P.A[24] devant son éventuel futur maître.

Ce jour là, deux titres se faisaient concurrence : les suites du conflit des patrons-routiers provoqué par l'augmentation des prix du pétrole, et le Hit-parade des médicaments remboursés par la sécurité sociale française au cours de l'année 1999 :

Les patrons-routiers déçus, gardent un goût amer en levant les barrages aux abords des dépôts de pétrole.

Un antiulcéreux arrive en tête pour le partage du magot de la Sécurité Sociale avec 1 564 millions de francs remboursés en 1999.

Bien sûr, ces deux événements n'ont, à priori, aucun rapport. Par contre – déformation professionnelle oblige – l'analyse de ces deux titres à l'aide de la lecture « Biologique », rend évident que le médicament antiulcéreux est directement concerné par l'augmentation du prix du pétrole.

Allons un petit peu plus loin, si vous le permettez, et pénétrons dans le monde de l'Analyse Psychosomatique, grâce à l'interprétation biologique des maladies, en décrivant succinctement le conflit psychologique à la base de l'ulcère de l'estomac.

Le conflit psychologique à la base d'un ulcère gastro-duodénal fait intervenir une notion « d'agression de proximité » dans « un contexte territorial digestif ». En d'autres termes, c'est un conflit de « soudaine contrariété territoriale ». Détaillons, s.v.p. !

---

[24] Société Protectrice des Animaux.

▪ Le Territoire

Le territoire peut être réel mesurable en mètres carrés – ma maison, mon terrain – ou symbolique – mon entreprise, ma femme, mon mari, ma voiture, mon jouet, mon outil de travail, etc. La notion de territoire est très importante pour la plupart des animaux, et spécialement pour nous, les humains. Le territoire est un des éléments fondateurs de notre vie et il suffit simplement de voir le nombre de maisons qui se construisent. Cette démarche permet ainsi à chaque famille d'en acquérir un pour vivre avec plus de bonheur. Nous devons également y inclure le contenu de notre territoire, les personnes, les objets, etc.

Cette notion fait partie de notre code biologique de comportement. En fait, nous avons le même problème territorial que le cerf ou le lion. Eux-mêmes doivent construire leur territoire respectif pour pouvoir vivre et pérenniser leur espèce. Et quelquefois la bataille est rude, comme en témoigne certains combats entre un grand cerf, qui possède déjà le sien et son harem – les biches –, et le jeune cerf qui veut prendre la place du chef. C'est le fameux brame au début de l'automne. Les jeunes cervidés – sans territoire – s'entraînent comme de véritables gladiateurs afin de déloger le grand cerf pour conquérir, à la fois, le territoire et le cœur de biches qui s'y trouvent. Ensuite, le vainqueur va marquer son territoire en urinant[25] à des endroits précis et en accord avec le vainqueur voisin.

▪ Le Digestif

Comme son nom l'indique, le système digestif accueille les problèmes ... digestifs : les choses, les conflits ou certaines situations « à digérer ». D'ailleurs, de nombreuses expressions populaires en attestent la validité : « Cela me reste en travers de l'estomac » pour ne citer que la plus significative[26].

---

[25] Les conflits de « marquage de territoire » sont gérés par la vessie : cystites, polypes ou tumeurs vésicales en sont les symptômes classiques. Nous les avons détaillés avec le cas de mademoiselle Binôme, page 48.

[26] Voir le cas de Monsieur Bonne Poire, page 26.

▪ L'agression de proximité

Elle correspond à un ressenti d'être soudainement attaqué, surpris, provoquant un ou des désagréments plus ou moins profonds, plus ou moins déstabilisants. Ceci est expliqué par le fait que l'estomac est le premier organe de la digestion au sens propre. Le passage de la nourriture par l'œsophage est très rapide entre la bouche et l'estomac. Ce dernier représente le premier véritable arrêt au sein de la physiologie digestive. Et c'est pour cette raison que les conflits gérés par cet organe sous-entendent un certain degré de soudaineté dans le sentiment d'être attaqué dans son propre territoire. Transposons tout ceci à « la guerre du gas-oil ».

Je suis un petit patron-routier avec **ma petite flotte de quelques camions –** mon territoire qui me fait vivre – ou un artisan-routier avec **mon seul et unique camion –** mon unique territoire, mon outil de travail – qui me permettra de faire vivre toute ma tribu**.** En quelques mois – donc très rapidement –, j'ai vu le prix du gas-oil sans cesse flamber, si je peux me permettre de parler ainsi. **J'ai pu le ressentir comme une agression dans mon territoire** – mon outil de travail – car mes charges qui augmentent tout aussi rapidement aboutissent à une diminution de mes bénéfices donc à une diminution de mon train de vie qui n'était déjà pas mirobolant. En fait, nous pouvons superposer la courbe du prix du carburant et celle de la sécrétion gastrique !

Maintenant, vous pouvez imaginer que la consommation de ce type de médicament – l'anti-ulcéreux – augmente à chaque réception de facture, d'avis d'imposition et autre note à payer plus ou moins rapidement ! Il serait intéressant de faire la courbe de la consommation de ce médicament en fonction des dates de réception de ces « ennemis » déposés régulièrement et furtivement dans nos boîtes aux lettres.

Tenez, puisque nous sommes dans le bain des sécrétions acides digestives, voici une autre histoire d'ulcère à l'estomac, celle de Madame Ulcère.

MADAME ULCERE

Monsieur est cadre dans un bureau d'étude et Madame s'occupe de leurs trois enfants. Madame travaille dix heures par semaine comme secrétaire pour une association. Ces dix heures lui permettent de se payer des cours de dessin et de sculpture, ses deux passions. Par suite d'une confusion du patron de Monsieur concernant bénéfices et chiffre d'affaires, la société est mise en liquidation judiciaire. Un plan de restructuration a été adopté entre tous les salariés mais à une seule condition, une diminution des salaires de 30%.

En apprenant la nouvelle, Madame s'est sentie agressée dans son propre territoire car ce qu'elle gagnait devait être inclus desormais dans le revenu global de la famille afin de garder le même train de vie qu'auparavant. Adieu pinceaux, aquarelles, toiles, ballades en campagne, pierres, marteaux, etc. D'un seul coup, elle était privée de ses cours à cause d'une diminution brutale de ses propres revenus. En très peu de temps, elle a développé un magnifique ulcère de l'estomac avec tout son cortège de douleurs, de nausées et de régurgitations !

La consultation s'est déroulée, en urgence, le lundi matin à la première heure. Je lui ai conseillé de ce faire traiter à l'aide de l'anti-ulcéreux N° 1 car les douleurs étaient intenses et il me semble stupide de se priver d'une aide chimique efficace. La compréhension psychosomatique de son ulcère lui a permis dans un second temps de prévenir une éventuelle récidive car chacun sait que les ulcéreux sont généralement récidivistes comme le décrira le prochain cas.

Pour avancer dans la compréhension des subtilités de l'Analyse Psychosomatique, voici un autre exemple d'ulcère de l'estomac, mais récidivant. Il nous montrera que deux histoires différentes peuvent aboutir à un même ressenti, donc à une même gestion cérébrale de celui-ci, donc à la même pathologie.

Un élément des plus importants est l'analyse du ressenti – et non pas celle du vécu. Nous pouvons vivre une même histoire, un même événement sans que, pour cela, nous le ressentions de la même manière. En effet, notre histoire personnelle depuis notre naissance, celle de notre propre famille, celle de notre clan est intervenue dans l'installation de notre caractère, de notre psychologie. Nous avons mis en place tout un système personnel de défenses, d'appréciations des situations auxquelles nous sommes confrontés. L'exemple le plus frappant peut être celui des débats politiques. En fonction de notre appartenance ou de notre sensibilité politique, nous interprèterons tout à fait différemment tel ou tel événement ou telle proposition de loi.

En conclusion, nous vivons une situation conflictuelle. Dans notre esprit règne un ressenti précis. Et c'est ce ressenti qui va être analysé par notre cerveau et servir de base pour sa gestion biologique. Par gestion biologique, j'entends la traduction cellulaire la plus appropriée à ce ressenti. Comme nous l'avons vu avec les exemples « digestifs » précédents, des histoires différentes – car propres à chacun – mais avec une tonalité digestive, ont été traduites par des pathologies digestives. C'est aussi simple que cela ! Et nous sommes d'accord avec le « père de la psychosomatique », le « psychanalyste sauvage » Walter Georg Groddeck qui disait ceci au début du vingtième siècle : « Si quelqu'un en a plein le dos, sa pathologie se positionnera au niveau du dos et non pas au niveau de l'estomac ! »

MONSIEUR ELECTROMÉNAGER

Un monsieur d'une quarantaine d'années est magasinier dans un entrepôt d'appareils électroménagers. Comme il est très consciencieux et plutôt obsessionnel dans son travail, il connaît l'état de son stock à un réfrigérateur près. A chaque retour de vacances, petites ou grandes, il se plaignait de maux de ventre magnifiquement diagnostiqués « ulcère de l'estomac récidivant ». Il ne prenait jamais de congés pour cause de maladie et, quelquefois, il se forçait à travailler même plié en deux de douleur malgré les traitements habituels. En analysant son comportement et son histoire, nous avons pu faire facilement certains liens dont le plus remarquable est le suivant.

Pendant ses congés, il était remplacé par un collègue ou du personnel intérimaire. Ils avaient pour point commun, d'être beaucoup moins méticuleux que lui, ce qui se matérialisait par un désordre plus ou moins important dans le rangement et la tenue de l'inventaire de son « stock-territoire ». Son ressenti, et non son histoire, ressemblait beaucoup à celui de Madame Ulcère : « C'était plus fort que moi ! Chaque fois que je rentrais de vacances, tout était dérangé, il fallait toujours que je passe quelques journées à tout réorganiser, classer les appareils, vérifier les bons de commande et réparer les bêtises qui avaient été comises durant mon absence. » Il se sentait agressé dans son territoire dès qu'il avait franchi le seuil de son entrepôt.

Poursuivons notre périple psychosomatique en allant à la rencontre de Madame Bouclier qui se plaint des conséquences esthétiques d'un goitre thyroïdien. Je vous préviens tout de suite que nous avons besoin d'un matériel spécial pour comprendre cette manifestation pathologique : le dictionnaire étymologique de la langue française !

MADAME BOUCLIER

« Je viens voir si vous pouvez faire quelque chose pour mon goitre car il commence sérieusement à m'embêter, surtout quand il fait chaud. Je suis obligée de porter des vêtements à col roulé toute l'année pour le cacher. Ma thyroïde fonctionne bien. Je ne suis ni en hyper ni en hypothyroïdie, c'est seulement l'aspect esthétique qui m'empêche de mettre mon cou à l'air et ce, depuis très longtemps. »

Ceci mérite une réponse précise[27].

« Chère Madame Bouclier, si je pouvais faire en sorte que disparaisse votre goitre je le ferais sans plus tarder, mais malheureusement vous êtes la seule personne qui puisse réaliser ce souhait. Je ne suis là que pour vous aider à comprendre comment votre cerveau a pu dire à votre thyroïde de prendre du volume. Il ne sait pas ce qu'est un problème esthétique. En revanche, il a désigné cet organe comme « volontaire obligatoire » car, biologiquement, il avait à résoudre un ressenti particulier au cours d'une certaine activité conflictuelle qui a dépassé votre seuil physiologique de tolérance. Et je ne peux que vous aider à

[27] Encore un individu « O.A.S. »

chercher le « mobile » psychosomatique à l'origine de l'augmentation de volume de l'horloge biologique qu'est la thyroïde. »

Pour être complet dans notre exposé je vous propose d'aborder, dans un premier temps, les ressentis spécifiques pouvant intéresser cette glande. Ensuite, nous prendrons notre dictionnaire étymologique pour aider notre consultante à comprendre pourquoi elle est obligée de porter des cols roulés.

▪ La thyroïde

C'est une glande endocrine[28] qui est placée au niveau du cou, en avant du larynx. Elle est spécialisée dans la sécrétion d'hormones thyroïdiennes indispensables pour la régulation de notre physiologie, plus exactement, pour la régulation de notre métabolisme de base. Ce dernier correspond à un équilibre entre les phénomènes d'assimilation cellulaire – anabolisme – et les réactions biochimiques amenant la transformation de la matière en déchets – catabolisme. Nos cellules ont besoin d'énergie pour fonctionner et la quantité d'énergie nécessaire est fonction de l'intensité de leur activité. Ainsi, au repos, nous ne produisons qu'une faible quantité d'énergie pour fonctionner. En activité, cette quantité est normalement augmentée et il existe un état d'équilibre énergétique entre la production de cette énergie et les réactions de dégradation des déchets. En d'autres termes, si je suis au repos, ma thyroïde est également au repos. Si je suis en activité, elle s'excite dans des proportions en rapport avec ce que je désire effectuer. Un peu comme une chaudière de chauffage central : en été, elle fonctionne rarement et uniquement pour la production d'eau chaude et en hiver, la note monte très rapidement, surtout si le prix du baril ainsi que le taux de change du dollar sont en notre défaveur. Voir les patrons routiers, plus haut.

En décodage biologique, la glande thyroïde représente notre horloge biologique, c'est-à-dire qu'elle gère les conflits liés au

[28] Glande dont les produits de sécrétion sont directement déversés à l'intérieur du corps, dans les vaisseaux sanguins. A l'inverse, une glande exocrine produit des sécrétions destinées pour l'extérieur du corps, comme par exemple, les glandes digestives. Certaines glandes sont à la fois endocrines et exocrines comme le pancréas qui sécrète des enzymes pour la digestion et l'insuline pour la régulation du taux de sucre dans le sang, la glycémie.

temps. Le temps est toujours l'élément central qu'il faudra rechercher dans tous les cas. Nous les humains, nous avons à notre disposition, au niveau de la même glande, deux types de thyroïde pour le prix d'une seule : une thyroïde dite « archaïque ou ancienne » spécialisée dans les conflits dits également « archaïques » et une thyroïde que je qualifie de « moderne » spécialisée dans la gestion de conflits un peu plus intellectualisés.

▪ La thyroïde archaïque

Ici, le conflit concerne le « temps pour attraper et avaler le morceau ». Dans ce sens, nous rejoignons les conflits digestifs où il est également question de morceau, mais « à digérer ». Le plus important à comprendre est la notion de temps que l'on peut décrire à l'aide des phrases suivantes prononcées régulièrement par les consultants thyroïdiens. « Aurai-je assez de temps pour pouvoir faire ceci ou cela, pour décrocher telle ou telle chose – c'est-à-dire attraper le morceau ? Il faut que je fasse vite, le plus vite possible, sinon il me passera sous le nez. Je me sens complètement dépassé par les événements car je suis incapable de gérer mon temps, de m'organiser dans mes activités. Jamais je n'aurais assez de temps pour tout faire ! »

▪ La thyroïde moderne

Elle fait intervenir une notion de danger pour le territoire. Ce danger est à une certaine distance de moi et de mon territoire. Aurai-je le temps de donner l'alerte, de me préparer au combat ou de m'enfuir pour sauver ma peau ? D'autres phrases sont caractéristiques :

- Je suis complètement dépassée par les événements, je n'y arriverai jamais !
- Mais il faut faire quelque chose, personne ne réagit, ne fait rien !
- J'ai l'impression d'avoir les pieds et les poings liés alors que nous sommes dans un état d'urgence !
- Il faut toujours que je fasse vite, je suis speed tout le temps.
- J'attends toujours le dernier moment pour agir et je dois faire vite.

Pour cette thyroïde moderne, les ressentis seront plus intellectualisés, subtils, symboliques alors qu'en ce qui concerne sa collègue archaïque, on est un peu plus dans la réalité.

Maintenant et avec ces quelques notions de base, nous pouvons comprendre un petit peu mieux les différences entre l'hyperthyroïdie et l'hypothyroïdie.

▪ L'hyperthyroïdie

Je suis, réellement ou symboliquement, **dans un ressenti de danger** et, pour m'en sortir, je dois faire vite. Mon cerveau demande à ma thyroïde de s'activer car j'ai besoin de beaucoup d'énergie en face du danger. Résultat des courses : mon métabolisme de base est augmenté, c'est-à-dire que toutes les réactions biochimiques de l'activité sont stimulées pour arriver à mes fins.

Voici l'exemple d'une dame de soixante ans environ, venue pour tout à fait autre chose, mais chez qui j'ai remarqué la cicatrice typique de quelqu'un qui a été opéré de la thyroïde. « Oh, ça ! C'est mon cancer de la thyroïde. » Je lui demande de me décrire un épisode de sa vie où il était question de temps dans un contexte de danger. Après quelques dixièmes de seconde, elle répond ceci.

« Deux choses, si vous le permettez ! »

Je lui permets ce qu'elle veut, la chose N°1 d'abord.

« C'était il y a quatre ans environ. Je me promenais dans la forêt de Chantilly, le long d'une très belle allée. De chaque côté, l'enchevêtrement des nombreux arbres ne permettait pas de s'aventurer à plus de quelques mètres de l'allée. Il était quatre heures de l'après-midi quand, soudain, j'ai entendu un drôle de bruit derrière moi. Une sorte de grondement ou plutôt un bruit de galop. Je me suis dit que cela devait être des cavaliers. Mais ce bruit se rapprochait de plus en plus, de plus en plus. Je me suis retournée et j'ai été prise d'une panique incontrôlée. C'était une horde de sangliers qui fonçait droit sur moi. Je me suis mise à courir du plus vite que j'ai pu, mais je ne pouvais pas m'enfoncer dans les bois. J'étais obligée à rester dans l'allée et j'ai pensé qu'ils allaient me piétiner. J'ai eu la peur de ma vie, et je n'ai eu mon salut qu'en sautant dans un fossé. Je m'en souviendrai toute ma vie. »

Ici, nous nageons dans les hormones thyroïdienne ; mais attendez, ce n'est pas tout ! Je lui permets la chose N° 2.

« J'étais toute petite. C'était au tout début de la guerre de 39-45. Nous habitions le Nord de la France et les Allemands avaient rejoué le Nième épisode de leur histoire de territoire avec la France. L'invasion avait commencé. Mon père, apprenant l'arrivée imminente des ennemis s'est mis à paniquer sérieusement, car il craignait pour notre famille. Des rumeurs des plus acadabrandesques circulaient, notamment celles décrivant les Allemands comme sanguinaires. « Ils tuaient tout le monde sur leur passage ». En quelques heures, mon père nous a chargés dans sa voiture avec quelques bagages. Nous sommes partis en pleine nuit, à toute allure, vers le Sud où nous avons pu nous réfugier chez son frère. »

Vous venez de lire une autre subtilité de l'Analyse Psychosomatique. Dans de très nombreuses histoires, nous pouvons relever l'existence de certains épisodes plus ou moins identiques et survenus à des moments précis et fort éloignés dans le temps. Rassurez-vous, ce n'est pas un cas isolé ! Il y a une sorte de « préchauffage conflictuel » que nous appelons « conflits programmants » ou, pour rester dans la thématique de la jarre, des conflits « remplissants ». Nous aborderons cet aspect au cours du second chapitre où la thématique du débordement et du remplissage de « la Jarre Psychosomatique » seront développés. Revenons à nos moutons, ou plutôt à nos sangliers thyroïdiens !

Cette dame, dans un épisode aigu de survie avait besoin de beaucoup d'énergie pour se sortir de ce mauvais pas dans la forêt de Chantilly. En extrême urgence, elle a demandé à son cerveau de gérer ce conflit biologique de survie. Le cerveau a désigné, en fonction du ressenti « de danger de mort si je ne cours pas assez vite », la thyroïde pour métaboliser ce conflit. Comme j'ai un besoin urgentissime d'une grande quantité d'hormones, ma glande va multiplier les cellules productrices afin de faire face à cette demande. Le cerveau ne peut pas arrêter la horde de sangliers pour régler ce conflit ! Il ne peut agir que sur les cellules, ici, celles de la thyroïde. Dans ce contexte physiologique, cela ne viendrait à l'idée de personne que le cerveau puisse demander les faveurs de la vessie, de l'estomac, de l'oreille gauche, de l'œil droit ou faire les yeux doux au pancréas, à l'amygdale droite ou aux biceps !

▪ L'hypothyroïdie

Nous sommes toujours dans une problématique de temps. Mais là, ça va trop vite. Face à un danger, il faut ralentir. Vous reprenez tout ce que l'on vient de dire avec le ressenti inverse. Je vis une situation de stress où le temps passe trop vite ou il faut le ralentir. Me vient à l'esprit l'exemple d'une femme qui a « programmé » sa thyroïde de la manière suivante que je serai incapable d'inventer !

« C'était pendant la guerre de 39/45. Communiste, j'ai été internée dans un premier camp de concentration qui était devenu rapidement surpeuplé. Un jour, les soldats nous ont appris que l'on devait déménager dans un autre camp situé à vingt kilomètres et que nous devions nous y rendre à pied. Chaque pas effectué nous rapprochait de la mort et, instinctivement, nous avons réduit notre allure même si nos « accompagnateurs » nous tapaient dessus. »

Le cerveau, fidèle garant de notre fonctionnement obéit à ce ressenti et demande à la thyroïde de freiner notre métabolisme. A la longue, on devient progressivement frileux, empâté, de plus en plus lent dans les réactions et la démarche, le cœur battant plus lentement. Notre seul plaisir est de rester immobile, emmitouflé devant la cheminée, le radiateur ou le poêle en mangeant des gâteaux secs : le nounours frileux, en somme ! Cela n'a rien à voir avec l'hyperthyroïdien classique : toujours pressé, entre deux trains, physique élancé, plus ou moins exophtalmique[29], battements cardiaques accélérés, discours et gestes rapides, peu couvert même en hiver. Le « speedé chaud », en somme !

Après ce nécessaire tour d'horizon au sein des ressentis de la glande de la vitesse, dépêchons-nous car notre consultante, Madame Bouclier, commence à s'impatienter. La première

[29] Les yeux qui sortent plus ou moins des orbites, signe évocateur d'une hyperthyroïdie.

question classique est posée : « Quel est l'événement de votre histoire où le temps a été d'une importance capitale ? »

Comme d'habitude, la première réponse classique.

« Rien ! » Vous connaissez maintenant le pourquoi de cette réponse. Sa boîte noire qu'est son inconscient ne veut pas s'ouvrir sous peine de mise à jour d'un épisode des plus déstabilisants. Je pose donc la deuxième question classique : « Quel est l'événement le plus marquant de votre vie ? » La réponse est toujours classique, et en voici une liste non exhaustive.

« La naissance de ma fille ou celle de mon fils, mon troisième divorce, mon premier amour, ma première guitare, j'ai gagné au loto, mes vacances à la Grande Motte, etc. »

Je pose la troisième question classique : « A votre avis, qu'est ce qui a pu provoquer l'apparition de ce goitre, comme ça, sans trop réfléchir ? »

« Il me vient une idée, mais rien à voir avec le temps. »

Suis-je bête ! Mais c'est bien sûr. Comme elle n'a ni hyper ni hypothyroïdie, je dois aller chercher ailleurs ! Le goitre devrait être une solution biologique précise face à un ressenti tout autant précis. Elle poursuit.

« Quand j'avais douze ans, mes parents ont décidé de me mettre en internat, car nous habitions en pleine campagne et un peu trop loin du collège pour pouvoir rentrer à la maison tous les soirs. C'était un pensionnat religieux dont le directeur n'était autre qu'un très bon ami de la famille. Et comme on devait suivre les consignes à la lettre, on priait matin, midi et soir. De plus, le mercredi après-midi, on était obligé d'aller suivre des cours de catéchisme donnés par le directeur.

Cela c'est passé un de ces mercredis, après le cours. Il a demandé à tout le monde de partir, sauf à moi. Il a commencé à s'approcher de moi, et d'une manière pas très catholique, si je peux me permettre de le dire. J'ai senti qu'il voulait me faire des choses, vous voyez ce que je veux dire. Je me suis débattue et j'ai réussi à m'enfuir en y laissant une manche de mon pull. J'étais traumatisée. Je me suis cachée chaque fois que je le voyais et j'étais impatiente de retourner chez moi. Arrivée à la maison, j'ai tout de suite raconté ce fait à ma mère en pensant qu'elle allait me retirer du collège. Et là, je n'en ai pas cru mes oreilles. Elle m'a dit ceci : « Ne le répète à personne car si tu le dis, il va te tuer ! Tu retourneras au collège comme si de rien n'était ». Effectivement, j'ai été obligée d'y retourner. Ma plus grande angoisse était de le rencontrer, seule. L'année d'après, il a été muté et je n'en ai plus jamais entendu parler. »

Comme tout bon détective des boyaux de la tête, je prends mon dictionnaire étymologique de la langue française et je cherche à thyroïde. Ce mot vient du grec « thyros » qui veut dire bouclier. D'ailleurs, la thyroïde possède bien une forme de bouclier. Comment n'y ai-je pas pensé plus tôt ? Bien sûr, je ne peux pas vous décrire la consultation en entier. Mais je vous réserve mes premières conclusions psychosomatiques concernant le bouclier de Madame Bouclier.

Cet épisode peut être résumé par : « Je suis en stress maximum quand je vois le directeur. Ma mère m'a demandé de garder ce secret contre mon gré, et à ma plus grande peur. Comme je dois obéir aux ordres de ma mère sinon il risque de me tuer, mon cerveau va protéger mon larynx, organe de la phonation, en demandant à ma thyroïde de se transformer en bouclier, ce qu'il sait parfaitement faire avec le goitre. Tout ceci pour garder ce secret, pour que ma parole ne puisse être entendue. »

Comme moi, vous pouvez aussi remarquer que dans ce genre de situation, l'élément temps de réaction en face d'un danger dans le territoire est présent. C'est une notion de « Je suis impuissante devant ce qui se passe, je n'ai pas le temps de réagir dans ce climat de danger, et je ne peux rien faire ».

Ce cas nous apprend une autre subtilité. Décidément, il y a beaucoup de subtilités en Analyse Psychosomatique ! Quelquefois, le ressenti ne correspond pas exactement à ce que nous attendons habituellement et qui a été vérifié à maintes reprises. Nous ne sommes plus dans les schémas classiques car ce ressenti « original » n'appartient qu'au consultant. Donc, la solution biologique, la traduction cérébrale de celui-ci, sera également « originale ».

Un conseil, cher Waston, ne jamais s'endormir sur le lit de ses connaissances. Une surprise psychosomatique peut arriver à tout moment dans le dédale de nos méninges ! N'oubliez pas que notre cerveau est à la fois bête et très intelligent, guidé par une seule chose : la survie de l'individu dont il a la responsabilité. Intelligent, car il trouve une solution biologique à nos ressentis conflictuels, mais bête car il peut nous entraîner dans des impasses dont le bout se trouve près des allées de cyprès[30]. C'est ainsi, il faut s'habituer à son fonctionnement pour éviter de les arpenter avant l'heure.

MADAME LATÊTE

Avec cette consultante, on va entrevoir la signification symbolique de la migraine, grande pourvoyeuse de médicaments, d'arrêts maladie et de disputes conjugales.

« Bonjour Monsieur, je suis venue sur les conseils d'une amie. Elle m'a dit que vous pouvez faire quelque chose pour ma migraine que je traîne depuis l'âge de seize ans. Comme j'en ai cinquante, ça commence à bien faire ! »

Bien entendu, je lui dis que c'est uniquement elle qui pourra faire quelque chose pour elle-même. Il faut s'arrêter de penser que le thérapeute est le roi de la maladie et qu'il est le seul à pouvoir l'éliminer ! Je pense que cette croyance s'est bien installée dans l'inconscient collectif et qu'elle est entretenue savamment par les médias, le système médical avec les nombreux succès de la science. Certes ils existent, et il faut les respecter car ils sont d'un grand secours, mais je le dis et je le répète, nous ne sommes ni des mécaniciens ni des plombiers. Certaines pannes organiques ou psychologiques humaines ne peuvent être réparées avec des pièces de rechange standard. Ici, la clé de 13 ou le joint conique de 26 ne me sera d'aucune utilité pour vaincre une migraine installée depuis trente quatre ans dans les tuyaux cérébraux de Madame Latête. J'ai remarqué qu'un « détartrage des boyaux de la tête » pouvait se réaliser au cours des entretiens psychosomatiques et surtout, après ceux-ci. Les prises de conscience remplacent efficacement tous les détergents de la panoplie du plombier.

Donc migraine classique, plus ou moins aggravée avant les règles, améliorée dans le noir et le silence absolu. Elle n'a pas intérêt à

[30] Arbres caractéristiques situés aux abords ou dans les cimetières.

habiter près d'un garage ou d'un atelier de plomberie. D'ailleurs, elle a déménagé pour aller vivre en pleine campagne, loin de toutes sollicitations sensorielles, et ses amis savent très bien qu'il ne faut pas aller lui rendre visite à ces moments-là. Sa vie amoureuse serait la source d'inspiration de tout un roman : deux divorces, des aventures par-ci, par-là, et aujourd'hui elle entretient une relation par intermittence – migraine oblige – avec un Monsieur très compréhensif. Voyons le ressenti possible à l'origine d'une migraine[31] d'origine vasculaire.

▪ Décodage biologique de la migraine

Classiquement, la crise douloureuse de migraine correspond à une vasodilatation vasculaire cérébrale et c'est pour cette raison physiologique que le traitement de base est l'administration de médicaments vasoconstricteurs. Pour nous, il y a effectivement une augmentation de calibre des vaisseaux cérébraux à l'origine de la douleur, mais avant il y a eu un spasme vasculaire. Pourquoi cette dilatation et ce spasme ?

Le conflit biologique de base concernant la migraine est nommé par le vocable-clé suivant : dévalorisation sur le plan intellectuel. Grâce à cette consultante, j'ai compris quelque chose de très important. Pendant plusieurs séances elle ne comprenait pas ce terme-clé, « dévalorisation intellectuelle ». J'avais beau lui donner de nombreux exemples, mes explications ne « passaient » pas. J'ai eu l'idée de le changer et d'employer « dévalorisation sur le plan psychique ». Et là, tout s'est éclairé. Elle confondait intellectuel et psychique. J'ai donc tout repris à zéro avec cette nouvelle expression.

Quand je suis dévalorisé sur le plan psychique, je qualifie mon cerveau de nul car je n'arrive pas à le faire fonctionner dans certaines situations. Pour « adhérer biologiquement » à ce ressenti et tant que je suis en phase active de mon conflit de dévalorisation intellectuelle ou psychique, ma physiologie entraîne une vasoconstriction comme une sorte de mesure de rétorsion vis-à-vis de cet organe défectueux.

---

[31] Il existe d'autres origines possibles mais les migraines d'origine vasculaires représentent la majorité des cas en clinique.

Puis vient la solution – ou plutôt une solution le plus souvent inconsciente. Il se produit une vasodilatation. Et mon cerveau est poussé à fonctionner à un régime plus ou moins important. Pour cela, il a besoin d'une grande quantité d'énergie amenée par les vaisseaux chargés de glucose et autres stimulants énergétiques. Cette vasodilatation entraînera l'apparition de douleurs.

En résumé, la migraine correspond à une résolution de mon conflit de dévalorisation sur le plan psychique. Mais comme cette résolution n'est que momentanée et que la source inconsciente n'est toujours pas tarie, un peu plus tard, le phénomène se reproduit et le cercle vicieux s'installe.

Pour être complet, il me faut vous expliquer ce qu'est au juste, une dévalorisation sur les plans intellectuels ou psychiques. Je préfère vous rapporter les phrases que l'on entend au cours des consultations pour cette pathologie, et dont la phrase clé est « mon cerveau n'a pas assez bien travaillé. »

- J'ai commis une faute d'appréciation impardonnable. Je n'avais pas assez réfléchi à la question.
- Je n'ai pas eu la promotion que j'attendais car ils ont jugé que je n'étais pas assez performant dans mon travail.
- Je ne me pardonnerai jamais mon manque de lucidité dans cette affaire.
- De toute façon, on n'a jamais cru en moi et je traîne ceci depuis l'école primaire où je n'étais pas très bon.
- Après le décès de mon père, je me suis reproché de ne pas être intervenu dans le suivi de sa maladie. J'aurai dû le faire examiner par les meilleurs spécialistes pour qu'il ait les meilleurs traitements possibles du moment.
- J'aurais dû m'en douter ! Il n'était pas très bien à ce moment là et quand il s'est suicidé, je me suis reproché de ne pas être intervenu pour l'aider.

Le dénominateur commun à toutes ces phrases est l'existence de reproches que l'on se fait à soi-même pour manque de réflexion, d'appréciation, de lucidité, de prévoyance, de compétence à prévenir une situation conflictuelle. Je ne retiendrai qu'un seul mot : **reproche vis à vis de mes capacités de réflexion**. Et il appartient au domaine intellectuel ou psychique. Le cerveau le traduit par : pas assez performant avec mes neurones. Et nous revenons au ressenti de départ : dévalorisation sur le plan intellectuel. Voyons maintenant l'histoire de Madame Latête !

Fille unique, elle vient d'une famille ou le maître-mot est « ex æquo dans la dévalo ».

- Divorces : deux pour papa, pour maman et pour elle.
- Sentiment de dévalorisation sur le plan intellectuel :
  - Papa n'a jamais pu avoir le poste qu'il convoitait à la banque car « il n'était pas assez bon », dixit la hiérarchie.
  - Maman n'a jamais pu faire d'études car ses parents ne pouvaient pas les assumer financièrement. Elle s'est mariée très tôt et son mari n'a pas voulu qu'elle aille travailler. Il la préférait à la maison pour s'occuper de la future famille qui ne s'est jamais créée pour cause de divorce. Idem avec le second mari et le troisième, le père de la consultante. Elle lui disait toujours ceci ; « J'ai toujours été obligée de rester à la maison alors que je voulais travailler. D'ailleurs, je suis restée avec ton père à cause de toi. Si tu n'avais pas été là, j'aurais divorcé depuis longtemps. »
  - Madame Latête voulait faire de grandes études, de médecin, d'avocat ou d'architecte. Malgré ses notes tout à fait honorables, elle s'est vue placée à seize ans – au début de ses migraines – comme apprentie couturière au grand désespoir de ses professeurs de collège. La raison invoquée par ses parents était ; « Nous n'avons pas assez d'argent pour te payer de longues études. »

Poursuivons son histoire. Elle se retrouve couturière au bout de quelques années, et décide de s'inscrire à des cours du soir pour passer son baccalauréat qu'elle réussit brillamment. Elle laisse la machine à coudre de côté, et s'inscrit à des études préparatoires à un diplôme d'ingénieur informaticien qu'elle réussit tout aussi brillamment. Elle trouve facilement du travail car la demande dans cette branche est importante. Malheureusement pour elle, elle n'a jamais pu progresser dans la hiérarchie de son entreprise, et est restée toujours au même poste. « Il fallait que je prouve mes compétences, et je n'ai jamais pu le faire surtout après la mort de mon père. » En effet, son père est décédé brutalement d'un accident vasculaire cérébral – A.V.C. Mais la phrase la plus importante est celle qui va suivre. « Le matin de son A.V.C. je m'étais disputée avec lui et je n'ai jamais pu revenir sur ce point avec lui. J'ai toujours l'impression que cette dispute a été à l'origine de son A.V.C. et je me le reproche encore aujourd'hui. »

Pour l'Analyse Psychosomatique, ce sentiment, ce ressenti de reproche concernant le décès de son père, « verrouille » cette activité conflictuelle car le conflit n'a jamais été résolu et la paix du cœur ne peut pas s'installer. Inconsciemment, le cerveau de Madame Latête reçoit toujours la même information : *« Je n'aurais pas dû me disputer avec mon père. C'est ma faute s'il a eu son problème vasculaire cérébral et je m'en veux. »*

Trois remarques se profilent.

1) Toute la famille vit dans un climat de dévalorisation sur le plan intellectuel.
2) Le père est décédé d'un accident vasculaire cérébral. Et, jusqu'à preuve du contraire, cette pathologie fait intervenir la physiologie circulatoire cérébrale. Nous sommes toujours dans le même domaine des vaisseaux du cerveau.
3) Dans la « famille » dévalorisation, cette femme va vivre de nombreux épisodes de dévalorisation intellectuelle :
    - Au niveau des études, aucune comparaison possible entre le métier de médecin ou d'avocat et celui de couturière – sans être péjoratif pour ce dernier.
    - A force de travail, Madame Latête arrive à se faire une situation plus « cotée » sur le plan intellectuel, celle d'ingénieur informaticien. Mais elle ne peut aller plus loin, à son grand désespoir.
    - Son père décède alors qu'ils se sont disputés le matin même, et elle ne se le pardonnera jamais.

Ces trois remarques vont introduire une autre subtilité de l'Analyse Psychosomatique : l'absence de hasard dans la survenue des maladies. Il existe une sorte de terrain psychologique totalement inconscient, l'environnement familial[32] le plus souvent, favorable à l'émergence de tel ou tel trouble, qu'il soit organique, psychologique ou psychiatrique.

---

[32] Le Co-Inconscient familial de J.L.Moreno

Pour moi, la différence entre trouble psychologique et psychiatrique est simplement due à l'importance des manifestations cliniques expliquées par le fait qu'un trouble psychiatrique est généralement plus profond et qu'il nécessite un traitement spécial et suivi plus longtemps. Un schizophrène ne peut pas être vu sous le même angle qu'un obsessionnel qui vérifie tout ce qu'il doit faire ou qu'une personne en dépression amoureuse. De plus, en psychiatrie, un traitement général de tout l'arbre généalogique est conseillé. Et ce n'est pas toujours un simple dépoussiérage ! Pour l'heure, restons dans le domaine des maladies organiques et je vous propose d'aborder l'histoire de Monsieur Dispute venu pour comprendre son cancer du poumon.

MONSIEUR DISPUTE

Cela a bien commencé, dès le premier appel téléphonique. Il était très contrarié car je ne pouvais pas le recevoir à sa convenance, c'est-à-dire tout de suite. Mais dès qu'il m'a dit qu'il venait de se faire opérer d'un cancer du poumon, j'ai immédiatement compris. D'ailleurs je lui ai précisé que son cancer devait concerner les bronches plutôt que les alvéoles pulmonaires. J'ai quand même réussi à lui dire que le diagnostic anatomo-pathologique[33] était indispensable pour une exploration psychosomatique efficace. Il consent à me le porter lors de sa première consultation.

« Je suis venu sur les conseils d'un très bon ami à qui je fais confiance. Quelques jours avant les vacances de Pâques, je me sentais essoufflé et j'ai commencé à tousser. Mon médecin, qui me connaît de longue date, m'a prescrit un traitement totalement inefficace pour la simple et bonne raison que j'étais atteint d'un cancer du poumon : radios, scanner et tout le tutti quanti ; opération dans la foulée et ensuite radiothérapie. Comme ce cancer n'est vraiment pas venu par hasard, c'est mon ami qui m'a parlé de vous, car vous pourrez peut-être m'aider à comprendre le pourquoi de ce truc. »

---

[33] Examen cellulaire microscopique de la biopsie ou de la pièce opératoire. Il détermine généralement le diagnostic précis de la maladie ou aide grandement à la pose de celui-ci. En Analyse Psychosomatique, il revêt une importance capitale pour déterminer le diagnostic biologique.

« Et quel est ce hasard ? »

« Figurez-vous que j'ai senti les premiers signes quand le jugement de mon divorce a été prononcé. C'était quand même drôle ! Quatre ans de bataille judiciaire avec mon ex-femme : appel, contre-appel, expertise, enquête familiale, coups de fil anonymes, lettres de menace, détective privé à mes trousses, huissier pour constat d'adultère qui n'en était pas, car elle le savait et nous étions déjà séparés. Je vous passe les détails par rapport aux enfants, jamais je n'ai vu pareille bataille autour d'un divorce qui se présentait tout à fait normalement au début.

En effet, nous étions tombés d'accord, mais elle a piqué sa crise quand je suis parti vivre avec ma nouvelle compagne. Elle ne l'a pas supporté, et j'aurais dû attendre le divorce pour pouvoir partir. Mais l'ambiance était tellement lourde à la maison que je ne supportais plus rien du tout. En gros, dès que mes ennuis familiaux ont cessé, mes ennuis médicaux ont débuté. Incroyable, non ? Nous nous étions battus pour la pension alimentaire ou, comme j'aime à le dire, la tension alimentaire, pour la garde des enfants et les droits de visite, les vacances scolaires, etc. Et quand j'ai reçu, du juge, la lettre recommandée avec accusé de réception où tout était organisé, j'ai senti un grand soulagement. Enfin, j'allais respirer normalement dans un climat plus sain. »

Dès qu'il m'a tendu la photocopie de l'examen anatomo-pathologique de son cancer j'ai deviné qu'il s'agissait bien d'une atteinte bronchique. J'aurais pu parier un millefeuille ! Bien sûr, j'aurais gagné ! En effet, c'était un magnifique cancer des bronches, épidermoïde. Pourquoi autant d'assurance dans mon diagnostic ? Voyons la signification biologique et psychosomatique de cette pathologie appelée classiquement, le cancer du fumeur.

▪ Le cancer des bronches

Finalement, tout ce que vous venez de lire correspond parfaitement à cette pathologie mais il convient d'être plus précis si l'on veut être parfaitement compris.

Posons-nous la question de l'utilité physiologique des bronches. Ce sont des tuyaux d'aération. Il en existe dans tous les bâtiments pour faire circuler l'air conditionné afin que tout le personnel puisse travailler dans de bonnes conditions. Ces tuyaux insufflent le bon air bien oxygéné nécessaire à leurs neurones et ils servent également à l'extraction et l'évacuation de l'air pollué pour une bonne ventilation des bureaux.

Eh bien, pour nous c'est exactement la même chose. Nos bronches servent à véhiculer l'air oxygéné vers les alvéoles pulmonaires pendant l'inspiration, et à évacuer le gaz carbonique une fois l'oxygène absorbé lors de l'expiration. Je pense que tout le monde est d'accord.

L'activité conflictuelle à la base de cette pathologie concerne cette physiologie, et elle peut être résumée par l'appellation suivante : dispute dans le territoire. Avec l'ulcère de l'estomac nous étions dans le danger d'irruption dans le territoire mais ici c'est plutôt le Conflit Humain en Général Lié au Territoire – C.H.E.G.L.A.T. Détaillons ces initiales.

> Conflit : vous savez ce que c'est maintenant.
>
> Humain : il concerne l'espèce humaine – des hommes, des femmes, des enfants.
>
> En Général : qui peut porter sur tout et n'importe quoi.
>
> Lié au Territoire : il se produit toujours par rapport à un territoire qu'il soit réel, symbolique ou imaginaire. Nous en avons vu précédemment la signification avec l'ulcère de l'estomac.

Le meilleur exemple de C.H.E.G.L.A.T. que je puisse vous livrer est le conflit armé entre deux populations et où le territoire est, dans ce cas, bien réel. Quand vous regardez les informations à la télévision, il est très rare que l'on ne parle pas de la guerre en Tchétchénie, en Palestine, de guérilla en Amérique du Sud, en Afrique, en Algérie, etc. Bien sûr, tous les combattants ne feront pas de cancer pour la simple raison qu'ils savent ce qu'est la guerre. Par contre, notre homme ne s'y est pas du tout préparé, et c'est une différence de taille. Quand la dispute et les ennuis ont commencé il ne se doutait pas que ses propres limites physiologiques allaient être dépassées.

Quand on se dispute, il est classique de dire : « On manque d'air », « Prendre quelqu'un en grippe », « Tu me pompes l'air », « Je ne peux plus respirer ici », « C'est irrespirable », « Je vais faire un tour dehors pour respirer, je ne tiens plus ici ». Et souvent, on sort et on … fume une cigarette ou mange du chocolat pour décompresser.

Du point de vue biologique, cette activité conflictuelle doublée du ressenti « Je n'ai pas assez d'air, je veux mieux respirer » est lue, interprétée et traduite par le cerveau. Si le cerveau parlait, il le formulerait ainsi : « Puisque tu n'as pas assez d'air pour respirer, je vais demander à tes bronches d'agrandir leur diamètre afin d'augmenter la quantité d'air à chaque inspiration. Pour cela, la muqueuse bronchique va être le siège de micro-ulcères tant que tu seras en période active de conflit. Quand le conflit sera résolu, il faudra les reboucher grâce à une multiplication cellulaire intensive que la médecine appelle cancer bronchique. »

Avant de poursuivre notre investigation psychosomatique en détaillant d'autres situations où les bronches seraient mises à contribution, une remarque plutôt technique se prévoit, et je sens de nombreuses questions derrière vos sourcils interrogateurs dont la principale est : « Pourquoi ce monsieur développe-t-il ce cancer alors que son conflit est résolu car il dit bien que sa maladie s'est déclarée quand toute la procédure judiciaire concernant son divorce – sa guerre à lui – s'est enfin achevée ? »

En décodage biologique, nous avons remarqué que certaines maladies se développent lorsque l'individu se trouve dans la phase active biologique de son conflit psychologique, et, inversement, certaines maladies sont diagnostiquées uniquement quand le conflit a été résolu comme ici, le cancer bronchique. C'est un point important dans le diagnostic biologique et que je ne désire pas développer actuellement car il est assez technique. Nous sommes, dans ces écrits, dans la compréhension du rôle de notre cerveau-traducteur de ressentis et je vous propose de continuer notre chemin sur les situations psychologiques possibles où l'arbre bronchique « monte au front », si je peux me permettre cette expression.

Nous avons abordé le thème principal concernant cette pathologie : celui de la dispute dans le territoire jusqu'à « prendre quelqu'un en grippe ». Il faut ajouter, dans certains cas, la notion de peur dans le territoire avec une imminence de danger – toujours dans le territoire. L'ennemi n'est pas encore là, mais le danger d'irruption dans le territoire est présent. Les histoires de famille, de couple et de travail représentent la majorité des cas.

Voici un exemple simple qui était très fréquent, il y a quelques années. L'enfant se marie et le nouveau couple va habiter chez les beaux-parents. Imaginez le nombre de cigarettes fumées, de kilos de chocolat consommés, sans parler de tout les autres ingrédients anti-stress. Ce serait tellement plus simple d'avoir son territoire à soi –son propre appartement ! Ils vivent sur le même territoire, on se retient d'un côté, on affirme sa position de l'autre, etc. Je pourrais encore une fois parier un millefeuille que ces personnages sont abonnés aux traitements anti-grippaux ! Eh oui, la grippe correspond à ce type de conflit ! Par cet exemple, nous allons préciser encore une fois la notion de masse du conflit, c'est-à-dire l'intensité et la durée de l'activité conflictuelle.

> Quand l'intensité du conflit est de faible importance, la maladie est de faible importance. Une simple dispute entre deux enfants pour un « jouet-territoire » : petite toux.
>
> Quand elle est de moyenne importance, la maladie est de moyenne importance. Une altercation entre voisins pour une clôture, des différents entre collègues de travail ou entre les membres d'une famille : une grippe.
>
> Quand elle est de forte importance, la maladie est de forte importance. Une restructuration dans l'entreprise est à l'origine d'un ressenti de peur d'être licencié : bronchite.
>
> Quand elle est de très forte importance, la maladie est de très forte importance. Un procès difficile, le conseil des prud'hommes : un cancer.

Une phrase très importante est à noter tout de suite.

Le ressenti est généralement le même pour une même maladie, mais l'importance de celle-ci est proportionnelle à la masse du conflit, c'est-à-dire à l'intensité et à la durée de l'activité conflictuelle de base.

Ainsi, si je suis convoqué au tribunal en tout état de cause, et en sachant exactement pourquoi, je ne ferai certainement pas de pathologie puisque je m'y suis préparé. Je ne serai pas surpris du verdict.

Un père de famille faisait des bronchites à répétition après chaque dispute avec son fils qui travaillait avec lui dans l'entreprise familiale. Il n'arrivait pas à comprendre pourquoi son fils ne s'investissait pas car il désirait lui confier son territoire – l'atelier – lors de son départ à la retraite.

Une jeune fille est venue pour élucider des épisodes bronchiques à répétition qui lui faisaient manquer l'école un peu trop souvent. Le nœud du problème se situait dans les relations difficiles et continuelles avec sa sœur jumelle avec qui elle partageait la même chambre – conflit de marquage de territoire en supplément. La solution pratique a été vite trouvée : donner à chacune sa chambre dans un premier temps, puis leur apprendre à gérer leurs relations problématiques actuelles – qui correspondent d'ailleurs aux relations difficiles qu'avait leur mère avec leur tante maternelle.

Abordons maintenant, la question des facteurs de risques que représentent les cigarettes en général et de leur impact sur l'apparition des cancers des poumons, en particulier.

Il m'est venu une réflexion concernant ce domaine. J'ai lu et appris au cours de mes études médicales ce que tout le monde admet depuis longtemps, à savoir que les cancers broncho-pulmonaires sont souvent liés au tabagisme. Nous sommes abreuvés de conseils parentaux, amicaux, conjugaux, de spots télé, radio et de médiatisation des procès entre la famille d'un ancien fumeur et les fabricants de tabac.

Or, le cancer du fumeur représente les trois quarts de tous les cancers de la sphère pulmonaire. Contrairement au cancer des alvéoles, d'origine endodermique, celui-là est de type épidermoïde d'origine ectodermique. Si l'on raisonne selon le décodage biologique, il correspond à un « conflit de dispute dans le territoire » dont la particularité conflictuelle a été développée ci-dessus.

Par conséquent, je suis en droit de me poser la question suivante : « Le fait de fumer ne signifie-t-il pas être une tentative inconsciente pour stimuler ma muqueuse bronchique afin de plus et mieux percevoir l'air passer dans mes bronches pour avoir la sensation de diminuer mon activité conflictuelle ? Quand je fume, mon stressogramme lié à ce conflit enregistre une diminution momentanée de son intensité –voir le schéma. Comme elle n'est que momentanée, et qu'elle agit quand même sur mon stressogramme dans le bon sens pour mon cerveau, je suis tenté de reprendre une autre cigarette quand les effets de la précédente se sont épuisés, d'où l'accoutumance au tabac. Au bout d'un certain temps, en fonction de la masse de mon conflit – et donc du nombre de cigarettes consommées par jour : il se produit ce que la médecine nucléaire appelle « l'effet dose » bien connu dans les catastrophes des centrales atomiques. L'importance de la contamination est, grosso modo, en rapport avec la distance qui me sépare du centre de l'accident. Plus je suis proche, plus la contamination est importante.

Pour moi, la consommation de tabac serait proportionnelle à mon activité conflictuelle : j'ai un petit conflit et quelques cigarettes suffiront à diminuer mon conflit de dispute dans le territoire, j'ai un gros conflit et plusieurs paquets seront nécessaires pour l'endiguer.

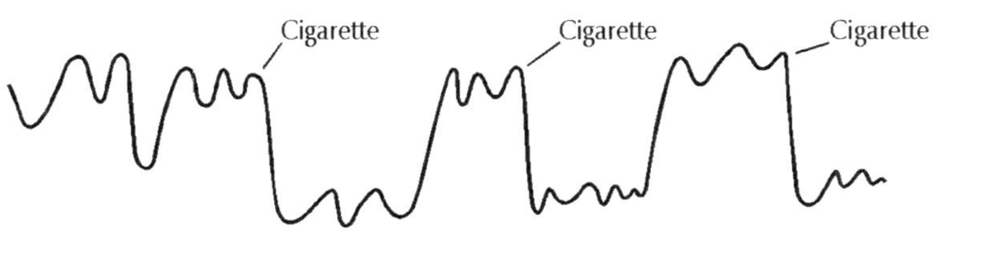

Donc en médecine préventive biologique, je préfère aborder la pathologie bronchique sous cet angle pour agir un peu plus en amont, sans renier l'importance des messages des campagnes antitabac et le travail de mes confrères hospitaliers ou libéraux. Nous voyons se profiler une possible synergie préventive et curative par l'addition de la psycho et de la somatique, ce que je souhaite au plus profond de moi pour le bien-être des consultants.

Une remarque dans la remarque : vous pouvez remplacer cigarette par chocolat, jogging, alcool, drogue, aliments divers et variés, etc.

Vous connaissez autour de vous des gens qui fument comme des « pompiers » et qui « n'attrapent » pas le cancer auquel « ils auraient droit » vu leur comportement tabagique. Et je serais curieux de connaître l'histoire de tous les gens qui ont fait un procès aux firmes de tabac. Je ne serais pas étonné d'apprendre que leur vie a été marquée par de longues luttes régulières ou qu'elles sont présentes sur les branches de leur arbre généalogique. Je sais que cette phrase peut défrayer la chronique mais je ne me base que sur la réalité biologique de l'Analyse Psychosomatique. Encore une fois, en admettant que la grande quantité de tabac inspirée pendant de longues années pourrait être à l'origine d'un dérèglement cellulaire appelé cancer : des recherches dans ce sens seraient des plus souhaitables.

Retournons voir Monsieur Dispute sous l'angle professionnel. Cela nous permettra d'aborder un des aspects de l'Analyse Psychosomatique. Figurez-vous que le métier que nous exerçons intervient de près ou de loin dans notre activité conflictuelle. Quand je vais vous dire « son métier », vous allez penser que j'exagère. Eh bien, non ! Je ne l'ai pas inventé. Monsieur Dispute est détaché de son poste de travail pour exercer la fonction de . . . syndicaliste. En effet, il est représentant d'un grand syndicat au sein d'une très grosse entreprise privée. Et comme chacun sait, cette activité correspond à une gestion quotidienne des conflits entre les différentes couches sociales présentes, et sa position se trouve exactement entre les salariés et la direction. Dans ce milieu, on parle classiquement de « lutte des classes », de « lutte ouvrière », « d'affrontement avec la direction », « de défense du droit des salariés », « de conseil des prud'hommes », « de licenciements », « de places », « de grèves », etc. Bref, uniquement du vocabulaire correspondant aux C.H.E.G.L.A.T. vus plus haut !

Pour moi, ce n'est pas très étonnant que ce consultant vive cette vie dans son milieu professionnel et son milieu familial. Il baigne dans ses conflits et toujours les mêmes, 24 heures/24. Etonnant, n'est-ce pas ? Pour résumer, notre métier n'est jamais sans importance. Nous sommes poussés à exercer telle ou telle activité en fonction de notre histoire, de nos conflits, inconscients le plus souvent, et qui nous dirigent quand même complètement à notre insu.

A propos de métier, je vous présente Madame Lavie. Son cancer canalaire infiltrant du sein droit est venu brusquement troubler tout le personnel de son service dont il faut dire qu'elle s'occupait comme une vraie mère. Pendant son absence tout le monde était très inquiet et c'était le principal sujet de discussion. Cela a duré six mois et tout le monde a fêté ensuite avec joie son retour dans « la maison ».

MADAME LAVIE

Une femme élégante, de petite taille, très mignonne et un peu enveloppée. Un sourire des plus rassurants et une chaleur humaine à faire fondre un banquier en plein krach boursier. Dès qu'elle montre le bout de son nez, instinctivement, on retombe en enfance. On se sent comme un enfant prêt à lui demander un bon petit chocolat chaud tout fumant après une après-midi passée à jouer dehors sous une pluie d'automne. Attendrissant, n'est-ce pas Waston ?

Savez-vous que de nombreuses femmes présentent une manifestation mammaire : une petite mastose par-ci, un nodule bénin par-là, une petite calcification et quelquefois, un cancer. Pour le décodage biologique, c'est toujours le même ressenti. C'est seulement l'intensité de l'activité conflictuelle et sa durée qui feront la différence. Pour l'Analyse Psychosomatique, le ressenti de base correspond à « conflit de nid ».

▪ Le cancer du sein en général : le conflit de nid

Pour comprendre le transposé biologique du conflit pouvant aboutir à une pathologie mammaire, c'est-à-dire la raison biologique pour laquelle cet organe – et pas un autre – a été désigné par notre cerveau, il nous faut observer une maman oiseau s'occupant de sa progéniture lovée au fond du nid familial. Après avoir construit le nid avec son époux, elle pond quelques œufs et les couve avec un amour archaïque et ancestral.

Les œufs éclosent et très vite les petits oisillons réclament pitance. La mère va chercher dans la nature de quoi les nourrir et les materne toujours avec ce même amour jusqu'à leur premier vol en solo. Entre temps, elle s'en occupe et les aide à tous les stades de leur développement. Elle les bichonne, les protège du froid et d'un éventuel danger. Tous ces rôles sont tenus conjointement, par accord tacite et instinctif, avec le papa oiseau. Un jour ils décident qu'il est temps de leur apprendre à voler et deviennent instructeurs de vol en basse altitude. Finalement, après quelques hésitations, surtout au niveau des acrobaties, les apprentis pilotes sont fin prêts à vivre leur vie d'oiseau dans la nature toujours majestueuse, mais quelquefois hostile.

Pour nous les humains, c'est la même chose. Le conflit de nid correspond à une problématique avec les personnes qui vivent dans notre nid, c'est-à-dire, notre foyer, notre « nid d'amour », comme le dirait ma concierge, ceux que l'on protège en les mettant « sous notre aile ».

▪ Les conflits de nid : strict et élargi

Du point de vue technique il nous faudra distinguer le conflit de nid dit « strict » et le conflit de nid dit « élargi ». D'une manière générale le conflit strict concerne l'enfant materné et le conflit de nid élargi concerne toutes les autres personnes autorisées à pénétrer dans ce nid : le mari, la belle-mère, le cousin etc. Chaque femme atteinte d'une pathologie du sein raconte sa propre histoire et nous devons débusquer dans ses ressentis s'il s'agit bien d'un conflit de nid strict ou élargi.

Ainsi, le souci que se fait une jeune femme sans enfant pour son petit-neveu qu'elle considère comme son propre enfant peut provoquer un décodage au niveau de son sein. Une femme dont le mari est grabataire, obligée de le materner comme un enfant, le laver, le faire manger, le promener, peut induire le même décodage. Le neveu ou le mari sont, dans ce cas précis, des enfants symboliques.

▪ La latéralité concernant le sein touché

Pourquoi le sein droit et non pas le gauche ou les deux ?

Pour une droitière biologique, le conflit de nid strict touchera le sein gauche et le conflit de nid élargi touchera le sein droit. Pour la gauchère biologique ce sera l'inverse. Pour s'en souvenir facilement, il suffit de prendre le bébé et de voir au niveau de quel sein repose sa tête et avec quel bras nous le tenons. Si je suis droitière, je le prends avec le bras gauche, je le colle à mon sein gauche et je pourrai me servir de mon bras droit en cas de danger ou pour prendre le téléphone quand ma mère m'appellera ou pour remuer la soupe qui chauffe. Pour la gauchère, c'est l'inverse. Elle pourra mieux prévenir un éventuel danger avec son bras gauche qu'avec son bras droit, moins habile.

Dans la réalité, et dans la majorité des cas, il s'agit souvent d'un problème avec les personnes du nid familial : un enfant particulier ou les enfants pour un conflit de nid strict et, pour le conflit de nid élargi, c'est très souvent le mari, et de temps en temps, les gens apparentés, les grands-parents, les beaux-parents, les neveux et les nièces etc. Dans l'imaginaire, le symbolique ou le virtuel, il faut faire un tout petit effort. J'ai vu des cancers du sein où la problématique concernait :

- Un restaurant qui devait être fermé pour cause de redressement fiscal.
- Une entreprise en liquidation judiciaire.
- Un poste de promotion refusé au dernier moment.
- Une maison saisie par l'huissier.

C'était une atteinte grave à leurs petits « bébés ». L'affaire qu'ils ont montée, la maison où les enfants sont nés. Pour le cerveau, un bébé humain ou un bébé symbolique en briques, c'est exactement la même chose. Il lit toujours « drame pour mon enfant, mon bébé » et quelque part, ce bébé est en danger. Le transposé biologique est identique : le sein.

Si mon enfant est malade, la seule chose qui est à ma portée en tant que mère, est de le nourrir avec le bon lait que je peux produire. Ceci est inscrit dans notre code de comportement biologique depuis des lustres et fait partie intégrante de la fameuse bibliothèque où tous les programmes de survie sont rangés. Nous revenons encore à une des quatre dimensions archaïques primordiales, ici la troisième. D'ailleurs, la nourriture et sa prise de poids mesurée régulièrement par le pédiatre est une des principales préoccupations de la mère. Et un des symptômes généraux à demander en premier devant un enfant malade concerne l'appétit.

Dans l'inconscient collectif de toutes les mères et de tous les pères, il existe une équation simple et révélatrice de ces programmes archaïques : si le bébé s'alimente correctement et si son appétit est bon, nous pouvons attendre un peu avant d'appeler son médecin. Par contre, dans le cas inverse, et même si ce signe est isolé, nous nous inquiétons plus facilement, et le médecin doit pratiquer tout son art pour ne pas passer à côté de quelque chose de plus grave. Quand il ne trouve rien de particulier, il doit user de toute sa persuasion pour rassurer une maman inquiète malgré les dires de son interlocuteur.

Du point de vue pratique et dans le monde réel, pour le conflit de nid strict, la pathologie mammaire provient la plupart du temps quand le ressenti est alimenté par une situation où l'enfant est en danger, par suite d'un accident, d'une problématique professionnelle, d'une maladie ou d'un divorce par exemple. Pour les conflits de nid élargis, la pathologie mammaire concerne souvent une problématique avec le mari, en danger, malade etc.

Classiquement, il existe de nombreux types de cancers du sein. Pour simplifier notre exposé nous étudierons les deux types de cancer les plus fréquents :

- L'adénocarcinome mammaire intéressant les glandes galactifères, celles qui produisent le lait.
- Le cancer canalaire infiltrant développé aux dépens des canaux galactophores, les tuyaux qui véhiculent le lait produit par ces glandes et le dirigent vers l'extérieur au niveau du mamelon.

La différence biologique entre ces deux pathologies cancéreuses demeure dans une subtilité du ressenti de base.

Pour l'adénocarcinome mammaire, vous reprenez ce que nous avons dit précédemment sans changer quoi que se soit. L'enfant est en danger, je sais qu'en tant que mère la seule chose à ma portée est de lui donner du bon lait et je sais comment en produire. Plus mon activité conflictuelle est importante plus ma production de lait doit évoluer dans le sens d'une augmentation. Mes glandes mammaires ne pourront jamais fournir à ma demande expresse et la seule possibilité biologique, c'est-à-dire la seule solution corporelle qui m'est offerte dans ma physiologie, est une multiplication cellulaire au niveau des usines de fabrication de ce précieux lait. Dès le début du conflit, il faut environ 3 à 6 mois pour que la tumeur soit palpable à l'examen clinique et moins pour pouvoir la détecter par une mammographie de dépistage.

Pour le cancer canalaire infiltrant, il faudra chercher, toujours dans ce même contexte, une notion de séparation dans le nid. Lorsqu'il est strict, il concerne généralement l'enfant et quand il est élargi, il fait entrer en scène le mari dans la plupart des cas. J'ai suivi une femme atteinte d'un canalaire infiltrant, elle faisait un conflit de nid strict à la suite de la fermeture de son usine où elle avait débuté 26 ans auparavant. Son ressenti était une séparation dans son nid. Retournons nous abreuver des paroles de notre Maman Lavie.

Comme son cancer est apparu en début octobre 1999, la question à poser est la suivante. « Que s'est-il passé dans votre nid ces six derniers mois ? » Laissons-nous bercer par sa douce voix à l'évocation de son histoire.

« En vous écoutant exposer les ressentis possibles, comme vous le dites, à l'origine du cancer du sein, je pense que le déclenchement correspond à la séparation de mon fils et de sa fiancée quelques mois avant l'apparition de mon cancer. C'est mon unique enfant, et il est le dernier à porter notre nom de famille. Il a rencontré cette jeune fille, il y a deux ans environ, et il nous l'a présentée très rapidement car « il était sûr que c'était elle ». En effet, ils étaient très amoureux l'un de l'autre et ils se sont fiancés très rapidement, à notre plus grande joie. Je me sentais soulagée à l'idée de leur mariage et surtout au fait que j'allais être grand-mère. Je pense que c'est très important pour mon mari et pour moi-même. Une mère sans petits enfants est inconcevable pour moi.

Puis, petit à petit, nous avons remarqué que leur entente n'était pas toujours bonne, mais nous considérions cela comme normal : dans un couple, on ne peut pas être d'accord sur tout mais jamais le mot de séparation ne m'a effleuré un seul instant. D'ailleurs, au travail, tout le monde était content pour moi. Vous savez, là-bas au bureau, je suis considérée comme une vraie mère. Tout le monde vient se confier à moi, et pour tout. Les problèmes quotidiens au bureau occupent une grande place, mais également les problèmes personnels, familiaux, d'argent, de cœur, de la vie en somme.

Un jour, mon fils m'apprend qu'il venait de rompre ses fiançailles. A ce moment précis, j'étais assise dans le fauteuil du salon et j'ai senti que je m'enfonçais dedans. Toutes mes pensées, mes rêves se sont évaporés en une seconde. C'est à ce moment là que mon cancer a débuté et savez-vous pourquoi vous le dis-je en étant autant sûre de moi ? Quand il me l'a annoncé, c'était la fin de l'après-midi et le soleil était encore présent sur la terrasse. J'ai mis ma main sur mon sein et j'ai ressenti un petit pincement. Une petite douleur sourde s'est installée progressivement et ne m'a plus quittée. Quelques mois plus tard, on me découvrait une tumeur. Quand je l'ai annoncé au bureau, tout le personnel a été traumatisé. L'ambiance a complètement changé, tristesse à tous les postes de travail ! Puis, une opération chirurgicale conservatrice a été programmée et une chimiothérapie instituée. Six mois d'arrêt de travail et, dès mon retour, la vie est repartie de plus belle. Mais depuis, je n'ai plus autant envie de m'occuper des affaires des autres. Je les aide toujours mais avec moins d'entrain. »

Toutes ces dames, Du Sein, Mastose, Adénome mammaire ou Cancer du Sein comme Madame Lavie, possèdent un point commun : celui d'être prise dans la tourmente d'une activité conflictuelle psychologique devenue biologique à la suite d'un débordement de jarre appelée « ressenti de conflit de nid ». De toutes celles que j'ai pu aider, pas une seule n'a dérogé à cette loi. Je dis bien « cette loi » car je n'ai observé aucune exception jusqu'à ce jour et cette constatation a été confirmée par de nombreux collègues. Nous verrons au dernier chapitre l'utilité d'une exploration psychosomatique afin d'éviter les rechutes. Pour l'heure, poursuivons notre exploration psychosomatique en analysant le cas de Madame Coline Phrénétique.

MADAME COLINE PHRENETIQUE

« Je viens vous voir pour mes coliques néphrétiques, plus que récidivantes. Je n'en peux plus. Même mon médecin ne sait pas quoi faire car il paraît que ce ne sont pas des calculs normaux comme des cailloux, c'est de la « boue ».

Parmi les premières questions que j'aime à poser dès la première entrevue voici la suivante : *« A votre avis, quelle est la situation que vous pensez être à l'origine de vos douleurs ? »* Quelquefois, la réponse est très imprécise ou inexistante. D'autres fois, elle est évidente et c'est le cas ici.

« J'ai remarqué que cela se passait souvent après le départ de mes enfants. Je suis divorcée et c'est mon ex-mari qui en a la garde. Ils viennent un week-end sur deux et la moitié des vacances scolaires. Régulièrement, mais pas toujours, c'est un peu avant leur départ que les douleurs arrivent. L'intensité des douleurs est également variable, de la simple gêne calmée par des antispasmodiques à la douleur insupportable où seules les piqûres me soulagent, et encore ! »

▪ La colique néphrétique

Pour bien comprendre le décodage biologique de cette manifestation pathologique que constituent les coliques néphrétiques, nous devons étudier la deuxième des quatre dimensions archaïques abordées plus haut. Je vous les rappelle : l'air, l'eau, la nourriture et la reproduction.

Nous sommes en présence d'un très ancien conflit biologique de survie où l'eau est l'élément central. Je vous propose une promenade au bord de mer pour observer nos amis les poissons qui, comme vous le savez, sont des êtres heureux lorsqu'ils sont dans l'eau.

Dans notre discipline, l'observation du comportement des animaux[34] et la phylogenèse[35] occupent une grande partie de nos recherches, et cette dernière nous intéresse particulièrement ici. Notre cerveau de l'an 2000 est le résultat d'une évolution phylogénétique dans sa structure et dans son fonctionnement. En effet, nous sommes le fruit d'adaptations successives depuis l'apparition des premières cellules sur la planète Terre, et notre cerveau s'est développé progressivement en intégrant, à chaque fois, les particularités physiologiques et comportementales de chaque espèce. Nous en avons eu un petit aperçu avec les conflits de marquage de territoire de Mademoiselle Binôme.

---

[34] Ethologie.

[35] Phylogenèse : étude de la formation et de l'évolution des espèces en vue d'établir leur parenté.

Chaque espèce possède ainsi son propre « code de comportement biologique ». Certaines ne peuvent survivre qu'en groupe comme les singes. Les lions sont dits « territoriaux ». Ils vivent sur un territoire précis contrairement aux antilopes. Ces dernières ne sont attachées à aucun territoire ce qui explique qu'elles peuvent aisément se déplacer d'une région à une autre en cas de sécheresse, alors que les lions sont condamnés à attendre la pluie sous les ombrelles plantées sur leur territoire, sous peine de terribles représailles en cas de franchissement des frontières d'un autre territoire royal.

Nous, les êtres humains, avons hérité de la plupart de tous ces codes de comportement animalier. Tous ces « codes de comportement » sont inscrits dans notre cerveau qui renferme également toutes les situations conflictuelles rencontrées par nos prédécesseurs, ainsi que leur(s) solution(s) psychologique(s) – « désordres » mentaux – et biologique(s) appelées maladies. Et nous, sans le savoir, nous utilisons ces solutions tous les jours pour vivre et/ou survivre. En ce qui nous concerne, je vous invite à réfléchir sur ce type de comportement illustré par la guerre du Golfe où un responsable « très territorial » a osé pénétrer sans autorisation sur le territoire royal voisin. Ce conflit a soulevé une véritable tempête dans le désert !

Pour illustrer mon propos j'ai choisi de vous raconter l'histoire de ce brillant et frétillant petit poisson argenté qui s'est retrouvé, malgré lui, emprisonné dans une toute petite flaque d'eau, au milieu des anfractuosités rocailleuses à la fin d'une marée descendante. Il jouait tranquillement avec son collègue et vers le milieu de la journée, c'est-à-dire en pleine chaleur, son cerveau « prend soudainement conscience »[1] que les ennuis vont commencer pour assouvir une soif progressive due à cet emprisonnement très inattendu. Impossible de rejoindre le large ! Nous dirons qu'il se trouve confronté à un conflit aigu de survie en attendant la prochaine marée salvatrice.

Comment notre ami et ancêtre ou, plus exactement, comment son cerveau va-t-il diriger toutes les opérations biologiques nécessaires à sa survie et animer des débats néphrétiques ?

Le risque le plus important pour lui est représenté par le soleil. Lequel, de plus en plus fort, peut être à l'origine d'une déshydratation mortelle pour cet être à la vie duquel le milieu aqueux est indispensable. Son code de comportement biologique lui intime l'ordre de vivre dans l'eau, car toute sa physiologie en est dépendante.

Il y a quelques millions d'années, il n'y avait pas de gentil petit enfant pour aller le secourir en le prenant délicatement au creux de ses mains, afin de le rendre à la mer et lui chanter un au revoir. De même, le poisson ne pouvait rien contre cette situation, aucune possibilité d'agir sur les éléments extérieurs : diminuer l'intensité des rayons solaires ou faire venir la marée plus rapidement. **La seule solution était biologique**. Le cerveau, informé à tout instant de la gravité de la situation de conflit biologique aigu de survie où se trouvait cet être dont il avait la charge, avait provoqué l'apparition de ce que nous appelons une maladie.

Pour éviter une déshydratation mortelle à brève échéance, il a demandé aux cellules des canaux collecteurs du rein[36] de se multiplier. Cette multiplication cellulaire aboutit à la formation d'une tumeur qui va obturer ces mêmes canaux. Ainsi, l'eau présente au niveau du corps ne pourra s'échapper de l'organisme et le poisson aura un temps de sursis plus long devant les ardeurs des rayons de soleil. Parallèlement, pour lui éviter de bouger dans tous les sens, donc de consommer encore plus d'énergie, le cerveau le met dans un certain état de léthargie.

Mais cette solution n'est que temporaire. En effet, à la marée montante, notre ami le poisson va pouvoir revivre dans son milieu naturel. Le cerveau, toujours informé de très près, demande aux cellules, qui s'étaient multipliées pour éviter la déshydratation, de s'autodétruire et seront ainsi éliminées avec les urines. De ce fait, nous pouvons comprendre que la maladie est une solution biologique (bio-logique) adaptée, c'est-à-dire cellulaire, « fabriquée » par le cerveau pris dans un conflit aigu de survie. Et quand le conflit est complètement résolu, la maladie n'a plus de raison d'exister. Dans ce cas, et uniquement dans ce cas, le cerveau intervient avec les processus biologiques de réparation

[36] Formations rénales chargées de véhiculer l'urine vers les calices et le bassinet.

tissulaire. Ceci afin de restaurer un fonctionnement normal chez l'être dont il a la responsabilité biologique malgré tous les conflits qui se présentent au cours de sa vie terrestre ou maritime.

Transposons cet exemple à l'homme et réfléchissons un tout petit peu. Ce poisson, qui était heureux dans l'eau, s'est trouvé soudainement dans une situation tout à fait inattendue pour lui, pris dans un contexte de vie ou de mort. Nous appellerons ceci, **être dans un conflit biologique aigu de survie**. D'un seul coup, il se voit confronté à un conflit d'existence profonde, comme s'il se trouvait **face au néant**. Pour nous les humains, nous évoquons cette situation à propos du conflit de **lutte pour l'existence** ou dans des situations où nous avons **tout perdu**. Le meilleur exemple est donné par les victimes de conflits armés ou sociaux comme les réfugiés, ou les populations déplacées de force telles les victimes des conséquences des guerres, des famines ou les personnes qui se sont déplacées de leur plein gré.

Nous pouvons également trouver ce ressenti chez **les victimes d'une catastrophe naturelle** comme un **tremblement de terre, un sinistre, une dépossession majeure comme une faillite**. Les mots-clés seront toujours les mêmes : « J'ai été démoli », « J'ai tout perdu », « Il ne me restait plus rien », « Brutalement, j'ai été confronté au néant », « Tout s'est écroulé et je ne savais plus que faire ou penser » ou « A l'instant où j'ai appris que mon père était décédé, j'étais à mon bureau, j'ai senti un volcan dans ma tête sans pouvoir rien dire. A ce même instant, je venais de vivre un sentiment de solitude extrême. Je venais de prendre conscience que j'étais seul au monde. » L'activité conflictuelle est tellement forte que, sur le moment, nous ne pouvons plus la gérer. Nous sommes en sur-stress et notre cerveau, toujours garant de notre survie, n'aime pas du tout cela comme nous l'avons vu précédemment à plusieurs reprises.

Devant ce type de conflit biologique, le cerveau ordonne l'exécution de la solution biologique : une multiplication cellulaire aboutissant à la formation d'une tumeur au niveau des canaux collecteurs afin de freiner l'élimination de l'eau, l'élément indispensable de notre deuxième dimension. Ceci provoque des douleurs, des spasmes également douloureux avec des urines concentrées. **C'est la phase active biologique du conflit.** Chez certaines personnes présentant une surcharge pondérale, plutôt aqueuse, j'ai souvent retrouvé un ressenti totalement inconscient « d'être en danger ». Elles ne le savent pas consciemment mais l'exploration de leur histoire le démontre dans bien des cas.

A la solution du conflit, quand le stress a complètement disparu, le cerveau instaure une phase de réparation biologique et la tumeur est éliminée dans les urines. **C'est la phase de résolution biologique du conflit**. Nous sommes en proie à de violentes douleurs appelées coliques néphrétiques. Dans d'autres cas, il se produit un enkystement ou une glomérulonéphrite ou l'installation progressive d'une hypertension artérielle ou l'apparition d'œdèmes surtout aux membres inférieurs ou de douleurs rénales.

Jusqu'à présent nous naviguions dans la réalité d'une situation conflictuelle avec ce ressenti précis comme pourrait le vivre un véritable réfugié ou une victime d'un tremblement de terre. Du point de vue technique, je vous demande de patienter jusqu'au second chapitre pour tenter d'expliquer pourquoi certains réfugiés seront touchés par cette pathologie alors que d'autres ne la développeront pas. Nous, les humains, avec notre esprit débordant, pouvons ressentir ce même type de conflit devant une situation que nous qualifierons de symbolique, imaginaire ou virtuelle, c'est-à-dire qui n'existe pas dans la réalité. **Mais notre cerveau ne fait pas la différence : comme si = c'est !**

- ***Exemples S.V.P. :***

Coliques néphrétiques récidivantes. A la suite d'un divorce, un monsieur ne voyait ses enfants qu'un week-end sur deux et pendant la moitié des congés scolaires ; il devait verser une pension alimentaire équivalant à la moitié de son salaire : première crise. Au bout d'un an, son ex-femme décide d'aller vivre avec son nouveau compagnon à 800 Km : seconde crise. Au bout de quelques mois, les enfants ont « décidé » de ne plus le voir : troisième crise.

Conflit psychologique de type existentiel. « J'ai 45 ans, je vis toute seule, je n'ai pas pu avoir d'enfant, je me sens vidée et je ne sais pas que faire de ma vie. »

Oedèmes des membres inférieurs résistants à tout traitement classique ou non. Une femme de 55 ans « J'ai perdu ma jeunesse en m'occupant de la maison, des enfants et de ma famille. Pendant ce temps, mon mari me trompait allègrement en prétextant des réunions de travail ou des dîners d'affaires. Je ne me suis jamais occupée de moi-même et j'ai perdu tout ce temps alors que j'aurais pu travailler et m'épanouir en tant que femme. Ma vie a été trop dure et je n'ai plus le goût de vivre. »

Pour le décodage biologique, un élément capital se dégage de ces exemples. Ces trois personnages ne sont absolument pas des réfugiés politiques ou victimes d'un incendie qui a tout ravagé. Leur dénominateur commun est **leur ressenti**. Ils ont tous les trois **vécu** une situation conflictuelle précise et différente pour chacun d'eux, mais **leur ressenti était le même**. Dans notre jargon, ce ressenti, cette tonalité conflictuelle est appelée **Invariant Biologique**. Ainsi, pour chaque maladie, existe-t-il un ou plusieurs invariants biologiques précis. Actuellement, nous sommes en pleines recherches cliniques concernant les corrélations entre un symptôme et son ou ses invariants biologiques.

A la lecture de ces lignes, pour ce qui est de Madame Coline Phrénétique, nous pouvons penser que cette femme vit une situation précise concernant ses enfants. Après chaque séparation elle se trouve en phase active biologique de conflit où le ressenti prédominant peut être décrit comme « un écroulement de l'existence ». Quand elle les retrouve, elle passe en phase de réparation biologique de ce conflit et les douleurs de coliques néphrétiques s'installent. Voici son exposé.

« Chaque fois qu'ils partent, je me sens vidée. Comme si je n'avais plus de raison de vivre tellement leur présence m'est indispensable. Au premier jugement de mon divorce, j'ai obtenu la garde de mes enfants. Mais mon ex-mari, très puissant et avec beaucoup de relations, a fait appel de cette décision. Il a gâté les enfants en leur achetant tout ce qu'ils voulaient, chose que je ne peux pas faire, vu mon salaire. Un vélo par-ci, une chaîne Hi-Fi par-là, des vacances somptueuses, des habits à la mode, etc. Une nouvelle enquête sociale a été demandée et les conclusions ont été en ma défaveur. Il faut dire que l'assistante sociale était une amie proche de lui, ainsi que le psychiatre-expert. Leur rapport respectif a été pris en considération par le juge et un beau jour, à mon lieu de travail, j'ai reçu un huissier me demandant de préparer le départ de mes enfants. J'étais outrée, scandalisée. Me faire cela à moi qui me suis occupée d'eux pendant toute leur tendre enfance. J'étais dépitée, complètement « défaite », « anéantie ». J'ai fait une dépression ensuite et je ne m'en suis pas encore remise après plus de quatre ans. »

Nous n'avons pas encore fini, Waston. Ce n'est pas un calcul urinaire mais de « la boue » qui est à l'origine de ses coliques. Pour le décodage biologique, c'est un élément important car, classiquement, on trouve ce type de pathologie en général chez les enfants. Les adultes fabriquent plus volontiers des calculs rénaux calciques ou oxaliques ou uriques ou un mélange des trois. Pour aider cette dame, nous devons rechercher ce type de ressenti pendant l'enfance car c'est certainement à ce moment-là que la maladie a « été programmée ».

« Quel est l'épisode le plus marquant de votre enfance ? » Quelquefois la réponse habituelle est : « Rien » comme nous l'avons vu avec Monsieur Bonne Poire. Elle, sans hésiter un seul instant car son drame est très présent au niveau conscient, elle répond.

« Le drame de ma vie d'enfant, le drame de ma vie tout court, à l'origine de tout mon comportement, de mon fonctionnement, a été le divorce de mes parents. Nous sentions, avec mon frère et ma sœur, que tout n'allait pas très bien entre nos parents. Mais jamais nous n'avions envisagé leur divorce un seul instant. Un dimanche matin, au mois d'avril, mon père nous a convoqués et nous a appris qu'il partirait de la maison l'après-midi même. Ma sœur s'est mise à crier comme une folle et mon frère n'a pas pu retenir ses larmes. Comme je suis l'aînée, je me suis retenue comme je le pouvais. Intérieurement, tout s'écroulait autour de moi. Pendant qu'il parlait, je me tenais à ma chaise les mains serrées sur le siège. J'entends encore ses paroles résonner dans ma tête. Il pleurait. Puis il est parti. Nous ne le voyions que de temps en temps car il travaillait à l'étranger. Comme je le dis souvent, ma vie s'est arrêtée ce dimanche d'avril, quelques jours après les fêtes de Pâques. »

Souvent, nos maladies sont, en quelque sorte, programmées dans notre enfance. « Programmée » veut simplement dire qu'un point-clé de notre histoire, lors de l'enfance, va nous marquer pour le restant de notre vie. Et le plus important pour la thérapie est de proposer des liens événementiels entre certains épisodes de la vie des consultants et de revenir, si possible, sur les ressentis et les émotions qui ont accompagné ces moments programmants, comme va si bien l'illustrer l'histoire de Monsieur Cher Ami venu pour des douleurs osseuses chroniques et diffuses.

MONSIEUR CHER AMI

« Je viens ici pour savoir si vous pouvez quelque chose pour mes douleurs osseuses que je trimbale depuis des années et qui m'empêchent de vivre normalement. Je suis employé dans une grande société privée et mes absences commencent sérieusement à perturber le service de la comptabilité centrale où j'occupe un poste-clé, celui de la paie. Je souffre depuis de longues années de douleurs diffuses au niveau des os, des articulations. Une inflammation par-ci, une articulation bloquée par-là, cela bouge tout le temps et les anti-inflammatoires ne me sont plus d'aucun secours aujourd'hui. Mon médecin et le rhumatologue ne savent plus que m'administrer, alors, les arrêts-maladies se succèdent régulièrement et je reste chez moi assis dans mon fauteuil ou allongé le plus souvent. Je suis perclus de rhumatismes. De plus, je viens de divorcer car ma femme ne supportait plus de me voir dans cet état. Plus de relations sexuelles, de sorties entre amis ou en famille. Bref, l'isolement total. Heureusement que nous n'avions pas d'enfant ! »

D'entrée, je lui annonce que je ne pourrais rien faire pour ses douleurs car ce ne sont pas les miennes. Il faut qu'il se débrouille tout seul avec mon aide, bien entendu. Je ne suis là que pour lui souffler ses atouts, c'est-à-dire lui proposer un certain nombre de pistes de réflexion que, seul, il jugera bon d'utiliser ou non. Et le premier des atouts du rhumatisme concerne la dévalorisation de soi-même. Je vous renvoie plus haut pour les généralités concernant ce ressenti, objectif ou subjectif. Mais pour être complet dans notre exposé, je vais vous exposer la signification biologique des rhumatismes.

▪ Le décodage biologique des rhumatismes en général

Cette pathologie touche les os et plus particulièrement les cartilages. Le conflit biologique, l'invariant biologique de base concerne un ressenti de dévalorisation plus ou moins important mais jamais très marqué au niveau de la masse du conflit psychologique –intensité et durée du conflit. En cas de très gros conflit, nous aurions à faire à de sérieux troubles ostéo-articulaires, voir un cancer des os, l'ostéosarcome. Donc ici, intensité faible, voire moyenne ou très légèrement forte.

Quand la pathologie touche tout le corps, comme ici avec Monsieur Cher Ami, nous devons aller chercher dans son histoire un **sentiment général de « je ne peux faire autrement que de subir la situation » dans un climat de dévalorisation**.

Par contre, quand la pathologie ne touche qu'un endroit précis du corps, nous devons aller chercher une dévalorisation en rapport avec la symbolique de la partie concernée. En voici quelques exemples généraux en sachant que chaque cas est tout à fait particulier et à explorer dans un ensemble psycho et somatique.

Pour les jeunes, la dévalorisation sportive est souvent retrouvée. Pour tout le monde, celle-ci peut concerner des performances physiques, les gestes précis à effectuer avec une partie du corps. N'allez pas hâtivement conclure à une dévalorisation dans le domaine sportif pour une arthrose du genou chez une grand-mère de soixante dix ans qui n'a jamais disputé un set de tennis au tournoi de Roland Garos ou marqué un but en finale de la coupe du monde de football au Grand Stade de France ! Attention aux interprétations-tiroirs ! Un petit tour de piste, de bas en haut.

- Le pied et les chevilles : conflit de fusion à la mère avec différentes tonalités en fonction des ligaments intéressés.
- Le genou : conflit d'obéissance forcée, problèmes avec l'autorité « plier les genoux, mettre le genou à terre, être à genoux ».
- Le fémur : le mot-clé est opposition. Une personne âgée qui ne peut plus s'opposer pour garder son autonomie peut décoder le col du fémur en fonction de l'intensité du conflit.
- Les os du bassin : la dévalorisation touchera le domaine de « l'endroit » où est fabriqué l'enfant, conflit avec la portance.

Quelquefois, le conflit fait intervenir une problématique avec les performances sexuelles. C'est le choc des pubis et les mouvements du bassin qui renseignent le cerveau sur la pratique du sport favori des mammifères.

- La colonne vertébrale dorsolombaire en général : sentiment de dévalorisation par rapport à notre position de pilier au sein de notre famille, de notre clan. La colonne vertébrale est l'élément structurel qui nous fait tenir debout. Le sentiment peut être profond quand on ne peut plus « tenir le coup », « on n'assure plus » dans notre fonction centrale de cohésion de notre famille.
- La colonne vertébrale cervicale basse : conflit en rapport avec un sentiment d'injustice. La septième est souvent douloureuse dans ces cas là, « être sous le joug de quelqu'un », « plier l'échine ».
- La colonne vertébrale cervicale haute : rechercher un conflit en rapport avec un trouble de la communication entre le corps – l'exécutant – et le cerveau – le donneur d'ordre.
- Les os de la tête : la dévalorisation est plutôt intellectuelle ou psychique.
- L'épaule droite chez les droitiers et les droitières : la dévalorisation touche l'individu en tant que lui-même. Quel homme, quel mari, quelle femme, quelle épouse suis-je ?
- L'épaule gauche chez les droitiers et les droitières : elle concerne la place de l'individu dans la famille. Quel père, quelle mère suis-je ?
- Pour les gauchers et les gauchères, c'est l'inverse bien entendu.
- Le coude : dévalorisation avec le geste, le travail – l'huile de coude – ou dans le contexte affectif.
- Le poignet : le geste à exécuter est souvent trouvé.
- Les doigts : idem mais il concerne souvent le geste très précis à effectuer.

Voilà pour ce petit aperçu mais je le répète, chaque cas est particulier. Ceci ne représente qu'une base de départ et quelquefois on retrouve des activités conflictuelles qui n'ont strictement rien à voir avec ce que nous venons d'aborder ! Retournons auprès de notre cher consultant.

Comme je vous le disais, des douleurs diffuses sont caractéristiques d'un sentiment de dévalorisation globale, touchant tout son être. Et voici la première question que je pose systématiquement lorsqu'un arthrosique se présente.

« Quelle est la plus belle chose dans votre vie ? » Un conseil, Waston ! Ne jamais attaquer de front avec la dévalorisation. Il est théoriquement dévalorisé et en plus vous lui parlez d'échecs, de licenciement, de divorce, de déconsidération, etc. Ce n'est pas très sympathique, avouez-le ! Sa réponse s'est faite longtemps attendre. « Rien ». A ce niveau, je pense que ce n'est pas une défense mais une certaine réalité.

« Dans ma vie, il n'y a rien de bien et ce, depuis que je suis tout petit. D'abord, je n'étais pas attendu, désiré par mes parents. Ils disaient toujours que j'étais un « accident », et « Si la pilule avait existé en ce temps-là, tu ne serais pas ici à te plaindre ». Bébé, j'ai été confié à une nourrice de sept heures du matin à sept heures le soir. Il fallait, en plus, que je ne les dérange pas par de la fièvre, des pleurs ou une diarrhée. A l'école, j'ai dû me débrouiller tout seul pour les devoirs. De toutes les façons, un neuf sur dix valait à leurs yeux, un deux sur dix. J'essayais bien de les distraire pour me faire remarquer mais mes clowneries ne servaient qu'à faire rire mon petit ours en peluche et mon chien. Quand mon chien est mort écrasé par une voiture, je me suis retrouvé seul. Ils ne voulaient pas en adopter un autre. Je suis arrivé jusqu'au baccalauréat tant bien que mal et, après l'armée, je suis rentré comme employé de bureau dans mon entreprise où je me suis formé en prenant des cours du soir afin de gravir quelques échelons. »

En pratique, ce sentiment de dévalorisation est très fréquent et, ici, il est typique. Pour finir, une petite question. A votre avis, pourquoi ai-je appelé ce consultant Monsieur Cher Ami ?

A l'occasion des cinq dernières minutes de la première consultation, avant de le raccompagner à la porte, je lui tends la main et lui dis tout naturellement et avec le sourire qui me caractérise : « Au revoir, cher monsieur et à la semaine prochaine. » Il se met en colère et me répond : « Ne m'appelez plus « cher monsieur », je ne supporte pas le mot « cher » ! » Ma réponse a été immédiate : « C'est normal pour quelqu'un de dévalorisé en permanence. Ce qui est cher représente une certaine valeur donc contraire à votre ressenti et je vous comprends tout à fait quand vous me dites que vous ne supportez pas la moindre remarque de mise en valeur. Nous reprendrons ceci la prochaine fois, si vous le permettez. »

Je crois qu'une petite pause musicale serait tout à fait indiquée. Je vous offre une sortie au concert pour écouter Monsieur Du Piano, pianiste de son état.

MONSIEUR DU PIANO

« Je suis épuisé, fatiguement physiqué[37]. Je ne peux plus jouer. Une douleur installée au niveau de mes deux pouces m'empêche de taquiner mon piano. Et c'est pour cette raison que je viens vous voir. Les infiltrations d'anti-inflammatoires ne me font plus aucun effet. Vous comprendrez aisément que cela m'ennuie au plus haut point, surtout pour les concerts que je suis obligé d'annuler. »

Que peut-on faire pour ce pianiste au chômage biologique et technique ? Voyons ce que dit notre encyclopédie biologique. Vous savez que les os sont détenteurs des ressentis liés à une dévalorisation. Chaque doigt possède une symbolique particulière, comme toutes les pièces osseuses en particulier et comme toutes les parties de notre corps en général. En avant la musique digitale.

▪ Une signification symbolique des doigts de la main

- Le pouce correspond à la mère, celle qui nous donne à manger et l'organe des sens concerné est le goût.
- L'index, c'est le doigt de l'autorité, celui que l'on montre pour gronder nos enfants quand ils ne sont pas sages. C'est donc le représentant du père et l'organe des sens intéressé est l'odorat. C'est ce doigt que l'on porte à la narine.
- Le majeur illustre la sexualité, je n'ai pas besoin de m'y attarder davantage. L'organe des sens représenté est le toucher.

[37] C'est les premiers mots prononcés lors de la première consultation et cette expression a été transcrite telle quelle. Il est tellement fatigué que son cerveau a « inventé » ce vocable tout à fait original.

- L'annulaire est le doigt de la liaison, du mariage et la vue le représente. C'est logique car nos parents nous poussent à bien regarder notre futur époux ou future épouse !
- L'auriculaire, le petit doigt, est le doigt du secret et nous l'utilisons pour nous déboucher les oreilles. Donc, il est associé logiquement à l'ouie.

Vous le savez également, le côté droit correspond à un ressenti affectif et le gauche à un ressenti de danger. Tout cela pour un droitier ou une droitière et c'est exactement l'inverse pour le gaucher ou la gauchère.

Ceci n'est qu'une manière de voir les choses en première instance, qu'une base de départ pour la consultation et il faudra bien l'expliquer au consultant. Nous devons bien commencer par quelque chose de différent car l'explication médicale classique ne lui a été d'aucun secours jusqu'à présent. Voici sa réponse quand je lui ai exposé l'origine possible de ses douleurs des deux pouces.

« Pour la dévalorisation, je comprends parfaitement. En premier lieu, je n'ai pas été désiré par mes parents[38]. Je ne l'invente pas, vous savez ! Durant toute mon enfance, j'ai entendu ce satané refrain. Ma mère ne pensait qu'à elle et à son travail. Mon père, je le voyais très rarement tellement son travail le prenait. Il partait très tôt le matin et rentrait très tard le soir. De plus, ils ne s'entendaient pas très bien entre eux. Je les ai souvent entendus se disputer le soir, après être allé me coucher. Lui, ne pensait qu'à sa mère. Il préférait aller la voir seul, sans nous, même le dimanche ! Ma mère en a souffert je crois bien. Des câlins ? Je ne sais pas ce que c'est et des petites histoires avant de me coucher non plus. Fils unique, je m'ennuyais sérieusement alors je me suis mis au piano car il y en avait un dans le salon. J'ai tout investi dans mon instrument que je sollicitais plusieurs heures par jour. C'était ma seule consolation durant toute ma jeunesse.

Un jour, vers l'âge de sept ans, j'ai voulu m'asseoir sur les genoux de ma mère qui regardait la télévision. Je me suis « fait jeter » sous prétexte que j'étais trop grand. Je m'en souviendrai toute ma vie.

---

[38] Le sentiment de dévalorisation vient souvent de cet état de fait : n'avoir pas été franchement désiré par un ou les deux parents même s'ils disent que nous sommes la huitième merveille du monde !

C'est dur de demander de la tendresse quand on en a besoin à cet âge. Aujourd'hui, il ne viendrait jamais à l'idée que sept ans c'est trop grand. Bref, la dévalorisation me connaît très bien car je n'étais pas très bon à l'école. Je préférais mille fois être sur le banc face à mon piano que d'être assis sur celui de ma classe. Vous comprenez maintenant pourquoi mon instrument est vital pour moi. »

Pourquoi ce monsieur n'a-t-il pas développé cette pathologie pendant l'enfance ? La réponse se trouve dans le remplissage de sa Jarre Psychosomatique. Etant enfant, il a eu le sentiment de ne pas exister aux yeux de ses parents et une cohorte de dévalorisation est venue régulièrement remplir sa jarre, mais pas complètement. Il faut lui poser la question suivante. « Que s'est-il passé avec vos parents avant l'apparition des douleurs ? »

« Mon père est décédé il y a dix ans d'un cancer du colon quelques mois après le décès de sa mère. Puis ma mère a continué à travailler comme d'habitude. De mon côté, j'étais parti bien avant à Paris pour suivre des cours d'harmonie au conservatoire. J'ai été très étonné de la survenue du décès de mon père. La seule piste logique est la disparition de sa propre mère. Il y tenait tellement ! Puis, il y a un an, ma mère est venue habiter près de chez moi, soi-disant pour être plus proche de moi et de mes enfants, ses petits-enfants. Je redoutais ce moment et avec raison. Même devant ma femme et mes enfants elle me dévalorisait. Elle insistait pour que je l'emmène faire ses courses, aller chez le toubib. Le dimanche, c'était le calvaire car elle n'en manquait pas un à la maison. Ma femme et surtout ma fille voyaient son jeu favori à mon encontre : me rabaisser sans cesse, me diminuer par rapport à mon métier de pianiste qu'elle jugeait « de faible envergure » comparé au sien ou à celui de mon père. Et c'est dans ce contexte que les douleurs se sont mises à s'installer progressivement jusqu'à m'empêcher de donner des concerts. Heureusement que je pouvais assurer mes cours car la sécu des musiciens n'est pas trop large avec nous. »

Je lui ai proposé une explication psychosomatique des ses douleurs après lui en avoir expliqué le décodage biologique. « Quand votre mère est venue habiter près de chez vous, le climat de dévalorisation par rapport à elle, dans un contexte affectif, a réveillé la jarre déjà remplie pendant votre enfance. Elle a débordé dans ce même climat qui ressemblait à celui de vos tendres années et les douleurs sont apparues. Dans votre cas, ce ressenti d'être dévalorisé est totalement subjectif car vous avez prouvé votre niveau de compétence et il est reconnu par votre propre famille, vos amis, vos collègues et vos spectateurs. »

Quinze jours plus tard, il m'apprend que ses douleurs ont diminué de plus de cinquante pour cent, mais seulement pour le pouce droit. A gauche, pas la moindre amélioration !

Je pars du principe que si ses douleurs ont diminué dans ces proportions, nous avons approché sa problématique de près. Nous devons continuer le décodage biologique dans ce sens et chercher le pourcentage restant : 50% d'amélioration, où sont les autres 50% ? Donc il faut aller plus loin pour le pouce droit et trouver d'autres pistes pour le gauche. Vous savez, le cerveau ne se laisse pas attendrir par les gémissements, les blagues, la distraction, etc. La prise de conscience entre la pathologie et la problématique doit parfaitement coller et il veut du concret. Vous pouvez lui promettre ce que vous voulez, il ne changera pas les programmes tant que le lâcher-prise adéquat ne se fera pas. Il a horreur d'entendre des phrases du style : « Bon, c'est OK pour cette fois, tu me répares tout et je ne le referai plus, parole d'honneur. » En général, il ne vous fera pas confiance uniquement sur vos seules bonnes intentions. La guérison psychosomatique n'a rien à voir avec la confesse !

La clé pour le pouce gauche a été trouvée à l'aide de l'analyse du comportement de son père, distant avec sa femme et son fils unique. Bizarre, non ! Il n'avait d'yeux que pour sa propre mère. De plus, quelques mois après son décès, « il a voulu la rejoindre en s'aidant d'un cancer du gros intestin », si je peux le dire de cette manière. D'ailleurs, tout son entourage avait bien compris qu'il n'avait pas supporté sa disparition et le lien entre ces deux faits était tout à fait logique.

Voici maintenant une autre subtilité de l'Analyse Psychosomatique. Vous avez appris, avec Monsieur Bonne Poire, la signification biologique d'un cancer du gros intestin. Je vous la rappelle : c'est un gros conflit psychologique faisant intervenir un ressenti d'une

« grosse crasse » qu'il n'a pas pu digérer. Nous pouvons en déduire que ce monsieur n'a pas supporté le décès de sa mère dans une même tonalité digestive. Il aurait pu le ressentir de plusieurs façons différentes, aboutissant ainsi à d'autres pathologies. Nous retrouvons ici, les grandes lignes de la théorie de notre discipline.

Si le ressenti avait été :

> « Je me reproche de ne m'être pas assez occupé de ma mère, j'airais dû la faire examiner par un grand professeur de l'hôpital, je n'ai pas été assez vigilant », le cerveau aurait traduit se ressenti comme « je n'ai pas été assez performant intellectuellement pour trouver une solution » et il aurait développé un état migraineux comme Madame Latête.
>
> « La soudaineté de son décès m'a surpris et je ne peux pas le digérer », il se serait abonné au traitement anti-ulcéreux à la suite d'un ulcère à l'estomac ou à une gastrite comme Madame Ulcère ou Monsieur Electroménager.
>
> « Je ne suis plus en contact avec ma mère à cause de cette séparation définitive », un magnifique eczéma serait apparu comme pour Madame Contact que nous verrons plus tard.
>
> « Comme une perte d'un être cher », il aurait développé une pathologie testiculaire comme Monsieur Labourse que je vous présenterai à la fin de votre stage.

Vous voyez, par ces exemples, que le ressenti au moment de l'apparition de l'activité conflictuelle est primordial à analyser car il va nous guider directement sur une pathologie précise. Il nous faudra passer beaucoup de temps en consultation sur le ou les ressentis. C'est primordial en décodage biologique, Waston !

Revenons à notre consultant. Son père a certainement ressenti le décès de sa mère comme un gros morceau qu'il n'a pas pu digérer. Pour moi, il était en complète dépendance affective avec sa mère au point de délaisser sa propre femme et son fils pour aller la voir le dimanche, chose tout à fait « anormale » pour un chef de famille. C'est un comportement illogique en ce qui concerne l'espèce humaine du vingtième siècle. Il avait besoin de nourritures affectives que seule sa mère pouvait lui donner. J'en ai déduit que la douleur du pouce gauche devait correspondre à la dépendance de son père vis-à-vis de la mère de celui-ci, la grand-mère de notre consultant. En quelque sorte, il aurait pris, pour son propre compte, la souffrance de celui-ci.

Devant la nette amélioration de ses douleurs – pas de guérison totale mais diminution significative lui permettant de rejouer du piano – il m'a demandé de l'éclairer sur la survenue de son hépatite virale de type A vers l'âge de sept ans. Voyons la jaunisse de sa jeunesse.

▪ La jaunisse de jeunesse

Si vous reprenez son histoire, il s'est passé un épisode très important vers l'âge de ses sept ans. « J'ai voulu faire un câlin avec ma mère et elle m'a rejeté sous prétexte que je n'en avais plus l'âge. »

Je pense, avec l'aide du décodage biologique, que son ressenti de l'époque a été le suivant : **rancœur, injustice et colère rentrée, avec une notion de territoire**. Promenons-nous sur les terres du comté de la Vésicule Biliaire et plus particulièrement dans les sous-bois, les canaux biliaires.

Pour la notion de territoire, je vous laisse relire sa définition générale abordée avec Mademoiselle Binôme venue pour une cystite. Il peut être réel, symbolique ou virtuel.

Quand le ressenti touche à la sphère de la colère rentrée, à l'injustice et surtout à un sentiment de rancœur, le cerveau désigne, illico presto, les canaux biliaires pour métaboliser cette activité conflictuelle. La rancœur est un sentiment tenace, souvent à l'égard d'un proche à la suite d'un ressenti d'injustice, d'envie ou de trahison. Le domaine affectif est le plus souvent concerné surtout s'il y a des problèmes d'argent, d'héritage – territoire. Nous pouvons le retrouver dans le domaine professionnel avec les jalousies, les luttes sournoises pour avoir un poste – « territoire ». La contrariété silencieuse est de mise ainsi que la colère rentrée car on ne peut pas la clamer sous peine d'être traité d'arriviste. Cela peut porter sur des différents avec des voisins selon les mêmes ressentis. Notion de territoire mais sans le sentiment de dispute dans le territoire typique de la pathologie bronchique dans le cas de Monsieur Dispute. Ici, avoir le caractère « bilieux », être « écœuré », « en avoir gros sur la patate », « ne pas pouvoir crier sa colère », « colère rentrée », « en avoir la nausée » sont des expressions typiques. En énergétique chinoise, la vésicule biliaire est l'organe de la rancœur et de la colère rentrée, comme par hasard !

Comme il y a plusieurs types d'hépatites, il y a plusieurs tonalités dans les activités conflictuelles.

Pour les hépatites de type A, la tonalité de base concerne l'alimentation réelle, imaginaire ou symbolique. Dans notre cas, il s'agit d'une alimentation affective. L'enfant en a autant besoin que des gâteaux, des spaghettis ou des bonbons. Vous savez que les câlins et les histoires avant de dormir font pousser les enfants autant que le lait ou le chocolat. S'il y a les deux, c'est Byzance !

Pour les hépatites de type B, la tonalité d'inoculation, d'être propulsé ou d'être injecté est prédominante. Je me rappelle le cas d'une jeune fille qui a développé une telle hépatite à la suite d'une fellation non consentie. Rancœur, colère rentrée en étaient les ressentis de l'époque.

L'hépatite de type C a été nommée ainsi car elle n'était ni A et ni B. L'inconnu (e) en est le mot-clé. C'est une rancœur, une injustice et une colère liée à l'inconnu. On ne sait pas pourquoi nous nageons dans ces ressentis ! Un monsieur présentait une telle hépatite et la seule phrase qu'il prononçait à longueur de consultation était : « Je ne comprends rien à mon histoire, je n'en connais pas les raisons. » Il nous est arrivé de consulter des gens orphelins de père et de mère ou confiés à l'assistance publique. Ils ne connaissaient pas leurs origines. Ils sont de père inconnu, de mère inconnue, bref, d'origine inconnue.

A partir de maintenant Waston, nous allons naviguer sur des mers inconnues peu auparavant. Très peu de « psy-navigateurs » avaient osé les fréquenter et, souvent, simplement par manque flagrant de « cartes psycho-maritimes ». Aujourd'hui, certaines ont été trouvées et sont mises à jour régulièrement par les navigateurs que nous sommes. Je pense qu'elles vont révolutionner les lois internationales des échanges psycho-maritimes car ces nouvelles contrées recèlent des trésors neurophysiologiques, des pépites méningées et des coffres de pierres précieuses insulaires[39]. J'aborderai trois routes principales : les Cycles Biologiques Cellulaires Mémorisés, la période du Projet/Sens et la grande voie du Transgénérationnel.

LE CLAN DES CYCLES BIOLOGIQUES CELLULAIRES MEMORISES ET LA FAMILLE DE LA MEMOIRE CYCLIQUE MUSICALE

Pour nous détendre, voici un des aspects les plus typiques de l'Analyse Psychosomatique : la notion temporelle de nos pathologies ou de nos bonheurs. Depuis notre naissance nous avons vécu toute une série d'événements, agréables ou non. Notre cerveau les a analysés et les a mis en mémoire, ainsi que les ressentis qui y sont associés. Il se trouve que ces événements vont se reproduire sous une même forme ou sous une forme symbolique et, je dois le dire, selon un calendrier assez précis et à notre insu complet. Moi-même, je ne l'ai pas cru au début mais force est de constater l'existence de plusieurs types de cycles.

En pratique, je les rencontre quotidiennement et les utilise abondamment. C'est pour cette raison qu'un des outils indispensables à une bonne pratique du décodage biologique est la machine à calculer. Une simple calculette est nécessaire avec les multiplications et surtout les divisions. D'ailleurs, je vais demander à notre éditeur d'en offrir une, en cadeau, à tout acquéreur de ce livre !

Ici, il n'est nullement question de parler de tous les Cycles Biologiques Cellulaires Mémorisés. Aussi, vais-je vous décrire celui que j'utilise quotidiennement, la Mémoire Cyclique Musicale. Voyons d'abord sa définition.

« Mémoire » signifie que les événements vont être enregistrés par notre cerveau. Pour chacun d'eux, cette mémorisation concerne, à

---

39 L'insula est une région de notre cerveau. Elle est située en regard de l'os temporal du crâne.

la fois l'événement lui-même, la date exacte, le vécu et le ou les ressentis associés. On pourrait comparer ce type de fonctionnement à celui d'un ordinateur. A chaque donnée saisie, l'appareil enregistre l'heure et le contenu –vécu/ressenti.

« Cyclique » veut dire qu'il y a un début, une fin et une période entre ces deux points. Pour nous, ce sera le plus souvent des périodes calculées en années et mois : tel jour j'avais 35 ans et 5 mois.

« Musicale », car ce type de cycle obéit aux théories musicales concernant la composition des accords parfaits. Nous fonctionnerons à l'aide des fondamentales, des tierces, des quintes et des octaves inférieures ou supérieures.

Prenons un exemple simple, un événement qui s'est passé le jour de mon trentième anniversaire.

> Si je veux connaître l'octave inférieure, je divise trente par deux et j'obtiens quinze. Que s'est-il passé autour de mes quinze ans ?
>
> Si je considère que mes trente ans représentent la quinte, je divise trente par cinq et j'obtiens les quatre dates suivantes : six ans, douze ans, dix-huit ans et vingt deux ans. Que s'est-il passé à ces moments précis ?
>
> Si je considère que mes trente ans représentent la tierce, je divise trente par trois et j'obtiens deux autres dates : dix ans et vingt ans. Que s'est-il passé à ces deux moments précis ?

C'est comme cela, je n'y peux rien, même si cela paraît un peu trop mathématique ! Moi, je me régale toujours quand je prends ma grande calculette et commence à pianoter au grand étonnement des consultants.

Les Cycles Biologiques Cellulaires Mémorisés ont un impact thérapeutique des plus importants. Si je vous demande de chercher un événement dont je pense connaître la teneur et à une date précise signifie simplement que votre pathologie est en quelque sorte programmée. De plus ces cycles renforcent l'impact biologique de nos interprétations psychosomatiques. Ici, point de hasard. Connaissez-vous la définition exacte de ce mot ? Le hasard est le petit nom que le Bon Dieu a choisi pour passer incognito ! Et croyez-moi, ce Personnage ne fait jamais les choses à moitié !

Je pense que des exemples vont mieux illustrer mon propos. Je vous présente, ici, la famille réglée à l'octave au sein du clan de la Mémoire Cyclique Musicale.

- **Madame Déménagement**

« Je ne comprends rien à ce qui m'arrive. J'ai l'impression d'avoir fait une bêtise en venant m'installer dans votre région. Cela m'a pris cet été. Nous vivions à Strasbourg mon compagnon et moi et, subitement, je lui ai demandé de nous trouver une autre ville plus agréable à habiter. De toutes les manières cela ne posait pas trop de problèmes. Nous étions tous les deux au chômage et je ne supportais plus de vivre dans l'Est de la France, la pluie, les gens et la choucroute. Je ne regretterai que le bon vin blanc ! »

Je lui demande son âge exact au mois d'août. « 36 ans à quelques jours près. »

Je prends ma calculette devant elle et dit « 36 divisés par deux, égalent 18. Que s'est-il passé aux alentours de vos dix huit ans ? »

Après quelques secondes de réflexion : « Je suis partie de chez moi et je suis montée à Paris pour mes études. Je me rappelle que ce n'était pas très cool, toute seule, dans une chambre de bonne, juste de quoi vivre. »

J'insiste encore une fois pour retrouver la seconde octave inférieure : « 18 divisés par 2 égalent 9. Que s'est-il passé autour de vos neuf ans ? »

Après quelques secondes de réflexion, voici sa réponse : « Mon père a été muté à Strasbourg et j'ai dû me séparer de ma meilleure amie avec qui je jouais tout le temps. Ce fut un grand déchirement, je pleurais souvent. On s'est écrit pendant un certain temps et puis, petit à petit, je l'ai perdue de vue. »

Conclusion : « Vous êtes prise dans une mémoire cyclique musicale réglée à l'octave et concernant une histoire de déménagement dont le premier, à neuf ans, a été le plus douloureux et le plus marquant. »

▪ Monsieur de la Promotion

C'était au cours d'une conférence publique, à la fin plus exactement, au moment du débat où l'auditoire pose des questions et il ne s'en prive pas ! Un jeune homme me demande mon avis biologique sur sa dépression apparue il y a quelques mois à la suite d'une « rétrogradation professionnelle » volontaire. Comme je n'avais pas bien compris ce qu'il voulait dire, je lui demande d'être un peu plus précis.

« Je travaillais dans les services sociaux à la mairie, dans les bureaux plus exactement. Puis j'ai passé des examens pour être sur le terrain et je suis devenu animateur dans les quartiers défavorisés. C'était une belle promotion pour moi, aux yeux de ma femme et de mes collègues. Dès les premiers jours, j'ai été confronté à la violence qui règne dans ce genre de banlieue. Tout ce que j'entreprenais était mis par terre et ce qui m'a choqué le plus, c'étaient les insultes que l'on me proférait. Un jour j'en ai eu assez et j'ai giflé un jeune. Une bagarre s'en est suivie et j'ai décidé de réintégrer les bureaux et mon salaire. Je suis tombé en dépression et, depuis trois mois, je prends des antidépresseurs. Je suis en arrêt maladie depuis et je n'arrive pas à me sortir de cette situation malgré l'aide de mon psychiatre. »

« Quel âge exact aviez-vous le jour de la bagarre, s'il vous plaît ? »

« Trente sept ans et quatre mois. »

Devant tout le monde je dis ceci : « 37 ans et 4 mois divisés par deux = 18 ans et 8 mois. Que faisiez-vous dans la nuit de vos dix huit ans et huit mois ? » Après un quart de dixième de seconde, il répond : « Je me suis battu avec mon père et j'ai claqué la porte de chez moi ! »

Je voudrais faire une petite pause dans l'exposé des exemples, si vous le permettez. La remarque que je vais me permettre de faire va vous expliquer pourquoi les thérapies biologiques sont nettement moins longues que d'autres. Cela va intéresser beaucoup de monde, je le sens !

Si l'on étudie uniquement les circonstances psychologiques de cet épisode précis, à l'âge de trente sept ans et quatre mois, on pourra y rester des années et des années. Pour moi, ce dernier épisode coïncide avec « une relecture cyclique programmée » au double du temps d'un premier, beaucoup plus important, celui de la dispute entre un père et un fils. En pratique, et sans négliger cet épisode déclenchant, nous devrons aborder avec plus de détails la première dispute qui n'a jamais été « réglée » si je peux me permettre de le dire ainsi. « Réglée » veut dire simplement « abordée », « expliquée », « métabolisée ». Cette nouvelle exploration permettra de faire certaines déductions, de comprendre les attitudes de chacune des parties et, enfin, de pardonner, en d'autres termes, de faire le deuil de cette situation conflictuelle qui a conditionné une bonne partie de la vie de Monsieur de la Promotion, à son insu bien entendu ! Ainsi les thérapies biologiques ciblent beaucoup plus précisément le moment conflictuel à l'origine de l'état d'aujourd'hui. Continuons notre bol d'océan cyclique avec Monsieur de la Déprime.

▪ Monsieur de la Déprime

Comme son nom l'indique, son moral est au plus bas et depuis un an et demi environ. Sa dépression est traitée médicalement et « supervisée » par un psychologue à raison d'une séance par semaine. Discours monocorde, visage sans expression, quelques amorces de sourire de temps en temps mais les commissures labiales ont du mal à rester en position haute plus d'une seconde et tombent rapidement, abaissant le rideau labial sur la blancheur de sa dentition. Il travaille encore mais n'a plus le goût de faire quoi que ce soit. Bref ! Triste de chez « Triste ». Au bout d'un quart d'heure d'exposition soporifique de sa vie, je me suis permis de jouer avec ma calculette et à son plus grand étonnement, matérialisé par une série de points d'interrogation enchevêtrés dans sa chevelure déjà clairsemée à force de cogitations méningées constitutionnelles.

« Aujourd'hui, vous avez quarante et un ans et trois mois. Moins un an et demi de dépression actuelle, cela fait trente neuf ans et neuf mois. Je divise par deux et j'obtiens presque vingt ans. » Je lui pose la question fatidique : « Que faisiez-vous dans la nuit de vos presque vingt ans ? » Comme il ne voyait rien, je lui donne la date exacte, septembre 1978. A près un petit moment de dure réflexion :

« Oui, je me rappelle... septembre 1978...Je me suis violemment disputé avec mon père. Vous savez, je viens d'un milieu agricole et mon père voulait que je reprenne la ferme familiale. Il a insisté dans ce sens depuis que j'étais en âge de conduire un tracteur et je n'ai jamais voulu car j'avais envie de faire des études en informatique, très en vogue à l'époque. Le travail de la terre ne m'intéressait pas du tout. Toute mon enfance a été vécue dans les odeurs des étables, le ramassage du foin, la conduite des tracteurs, etc. Devant mon obstination, mon père m'a carrément jeté hors de la maison au plus grand désarroi de ma mère mais elle ne pouvait rien dire devant tant d'autorité. Comme j'étais fier et plein d'optimisme, du jour au lendemain, je me suis retrouvé sans domicile fixe, sans toit et sans argent. J'ai traîné en ville pendant deux bonnes années, petits boulots, alcool, drogue. La déchéance totale ! Et puis j'ai été recueilli par les compagnons d'Emmaüs de l'abbé Pierre. Là, je me suis retapé petit à petit. Le responsable de la communauté m'a pris sous son aile et il m'a beaucoup aidé à refaire surface. J'ai pris de plus en plus de responsabilités et il m'a permis de prendre des cours d'informatique par correspondance. J'ai pu passer mon diplôme de technicien informatique et j'ai trouvé du travail assez rapidement. Une reprise du goût à la vie. »

Je pourrais faire la même remarque que pour Monsieur de la Promotion à propos du « ciblage » thérapeutique. Mais je vais vous en proposer une autre également. Mathématiquement, Monsieur de la Déprime risque bien de se réveiller de cet état dépressif dans environ six mois. En effet, sa « galère » a duré deux ans et comme il la relit entièrement, il en a encore pour six mois. Et n'importe quel traitement entrepris à partir de maintenant sera considéré comme efficace puisque sa dépression va s'éteindre d'elle-même dans quelques mois. Bien sûr, n'allez pas croire que toutes les dépressions sont de ce même acabit ! Certaines ont d'autres origines, mais c'est affaire de spécialiste.

Notons tout de même qu'à l'inverse, pour de bonnes choses, nous pouvons « relire » une période de succès et être pris dans le courant d'une mémoire cyclique musicale où la partition est digne du « Boléro » de Ravel ! Les compositeurs que nous sommes n'écrivent pas uniquement en mode mineur. Les requiem, c'est beau, les marches funèbres également mais il existe aussi le mode majeur. L'hymne à la joie ! Vous connaissez ?

A propos de joie, voyons la seconde carte psycho-maritime, celle qui nous donnera quelques directions dans notre mer intérieure et qui s'est imprimée à une période entourant notre conception et notre naissance.

LE PROJET-SENS

Maintenant, j'ai la joie de vous apprendre que nous allons visiter un autre rayon de notre histoire. Comme nous l'avons vu au cours de notre première rencontre, la graine-maladie a pu être plantée à différentes périodes précises. Jusqu'à présent, nous avons vu des cas « simples » car ils correspondaient à des conflits survenus au cours de la vie des consultants mais dont les racines ne remontaient pas trop loin. Nous les avons lus dans une sorte de troisième livre, celui de notre propre histoire, celle qui a été écrite depuis notre tendre enfance ou dont l'événement principal s'est déroulé à un certain moment de notre propre vie sur terre.

Je vous invite à parcourir dès à présent des histoires psychosomatiques tirées du second livre, celui où ont été relatés les événements passés pendant la période du Projet/Sens. Pour mémoire, le Projet/Sens décrit la vie de notre famille, notre clan, aux alentours de notre conception, notre gestation, notre naissance et, classiquement, jusqu'à un an après notre premier cri. C'est la deuxième couche principale de fluide conflictuel de notre fameuse Jarre Psychosomatique standard.

En premier lieu, prenons la première page du grand livre du Projet/Sens de Monsieur Panique Abord.

MONSIEUR PANIQUE ABORD

Une trentaine d'années, grand, mince et très émotif même s'il parle d'une voix claire eh bien posée.

« Je viens de me faire renvoyer de mon travail car je ne fais pas le chiffre d'affaire que la direction m'a demandé d'atteindre. Ils ne le savent pas, mais ce n'est pas à cause de mon manque de compétence. Dès que je m'éloigne un peu trop loin de chez moi, je suis pris par une panique incontrôlable. Il faut que je rentre à la maison sinon je suis au bord du malaise. Pour un représentant en placement immobilier ce n'est pas l'idéal car je suis toujours en rendez-vous à l'extérieur. Alors, j'annule les entrevues au dernier moment et je ne réussis pas à faire mon chiffre. »

Vous voyez bien, cher Waston, que nous ne sommes plus dans les ressentis classiques à l'origine de pathologies classiques. Personnellement, quand j'ai à trouver les mobiles psychosomatiques d'un tel comportement, je demande au consultant de me lire quelques pages de son troisième livre, celui de sa propre vie à la recherche des événements susceptibles de nous éclairer sur le déclenchement des symptômes. Mais très vite, je m'attarde sur les pages des deux autres livres, celui du Projet/Sens et celui du Transgénérationnel.

La lecture de son troisième livre nous a permis de préciser dans quelles circonstances exactes ce sentiment de panique a eu lieu pour la première fois.

« J'avais vingt huit ans et j'étais représentant dans les placements immobiliers mais à l'étranger. Je voyageais beaucoup et comme je gagnais très bien ma vie, je ne me déplaçais que quinze jours par mois. Le reste du temps, je prenais les rendez-vous et terminais de préparer les contrats. Ma femme qui était sans travail, m'accompagnait tout le temps et on s'offrait du bon temps après mon travail. On joignait l'utile à l'agréable, auto, boulot, resto, casino et dodo.

Puis elle est tombée enceinte et, à trois mois de grossesse, elle ne désirait plus venir avec moi pour des raisons évidentes. Les longs trajets étaient incompatibles avec son état. J'ai décidé de continuer ce travail hautement rémunérateur en partant seul et en regroupant mes rendez-vous sur une semaine. Le premier voyage s'est bien passé malgré un état bizarre. Je n'étais pas très à l'aise en la laissant seule à la maison. Puis ce sentiment s'est accentué à un tel point que le second voyage a été écourté dès le premier jour. J'ai été pris d'un sentiment de panique, je ne pouvai plus rien faire à cause de tremblements, de transpiration excessive et d'un malaise grandissant. Le soir même, je rentrais rapidement à la maison. Puis, un deuxième essai a confirmé l'installation de cet état et j'ai dû arrêter mon activité. Aujourd'hui, je me retrouve dans la même situation avec mon nouveau job que j'ai été obligé d'arrêter pour les mêmes raisons. »

Nous venons de lire les circonstances déclenchantes de cet état de panique inscrites dans le roman de sa vie. Je lui demande de me lire les pages de son livre portant sur son Projet/Sens en lui donnant la définition de ce titre, bien sûr.

« La période du Projet/Sens correspond à l'histoire de la famille et du clan pendant que vous étiez dans le ventre de votre mère. Pour être plus précis, cette période débute un peu avant votre conception et se termine un peu après votre naissance en sachant que certains épisodes de votre tendre enfance ont pu influencer votre devenir. Ce laps de temps est très important car votre cerveau était très sensible et il pouvait enregistrer de nombreux ressentis qu'ils viennent de votre mère ou de votre père ou des deux ou de votre clan. Pour nous, il est primordial d'aborder ce sujet car nous avons remarqué dans certains cas que des événements précis passés à ce moment-là pouvaient expliquer soit une maladie soit un comportement et même des choses tout à fait positives. Exemples : Mon père a eu une promotion dans son travail au moment où j'étais dans le ventre de ma mère. Je me développe dans un climat de réussite et mon cerveau enregistre la joie de mes parents. Plus tard dans ma vie, ce climat de réussite professionnelle me suivra sans que je m'en rende compte. Je trouverai cela normal puisque mes cellules sont imbibées des premiers bains moussants de succès. Je vous avoue que je ne vois pas souvent ce genre de personnages car ils tombent rarement malades et ils ne viennent jamais consulter un détective psychosomaticien. Ici, il n'y a que des gens dont les premiers bains possèdent une tout autre odeur : séparation, décès, dispute, dévalorisation, grosse « crasse » à digérer, mésentente, histoire d'héritage, de secrets familiaux, j'en passe et des meilleures. Et vous, cher Monsieur Panique, que s'est-il passé dans votre famille quand vous avez été conçu et que vous étiez dans le ventre de votre mère ? » Pour lui rafraîchir la mémoire, je prends sa date de naissance et je retranche neuf mois. Logique non ! Quel était le climat familial à partir de juillet 1970 ?

« Ma mère a eu beaucoup de difficultés pour tomber enceinte. Puis un jour elle s'est aperçue qu'elle pouvait prévenir mon père afin de prévoir et préparer la chambre d'un futur bébé, en l'occurrence, moi. Ils étaient heureux mais pas pour longtemps car mon père a été obligé de partir pour six mois. Il travaillait sur les plates formes pétrolières en Afrique et son contrat stipulait un déplacement de six mois à l'étranger et trois mois de congé. Sachant ma mère très fragile, il a longuement hésité à partir mais comme il gagnait très bien sa vie, ensemble, ils ont décidé que mon père pouvait partir. »

Comme c'est bizarre ! Monsieur Panique Abord a eu sa première crise de panique quand sa femme était enceinte et qu'il devait s'éloigner du domicile conjugal. Monsieur son père, pour des raisons professionnelles, a été obligé de laisser sa femme seule au domicile conjugal. Et j'imagine ce qu'il devait circuler comme informations dans leur cerveau respectif. Et s'il lui arrivait quelque chose ou à elle, comment va-t-elle se débrouiller pendant ces six mois, si elle avait besoin de moi pour aller voir le docteur, etc. En plus, je vous réserve une petite cerise pour le gâteau final. En 1970 le papa avait vingt huit ans et Monsieur Panique Abord a commencé ses crises de panique au même âge, vingt huit ans, comme par hasard !

Monsieur Panique Abord représente le cas typique de l'expression d'un Projet/Sens dans la vie actuelle. Je crois que je peux le dire, dans certains cas cliniques, c'est une sorte de déterminisme pathologique où le hasard n'a vraiment plus sa place. D'ailleurs, j'ai banni ce mot de mon vocabulaire !

MADAME CONTACT ET L'ECZEMA DE SA FILLE

C'est une charmante maman de trente deux ans qui vient consulter avec son petit bébé de neuf mois. La petite Amélie, sage et très souriante, présente un eczéma du visage apparu très peu de temps après sa naissance. Bien sûr, les traitements entrepris, cortisone en particulier, étaient d'une certaine efficacité mais leur effet dans le temps était jugé décevant. Dès l'arrêt de la thérapeutique, les rougeurs et le prurit –le grattage – reprenaient de plus belle.

Voyons d'abord la signification biologique d'un eczéma et nous en profiterons pour entrevoir une bonne partie des pathologies cutanées. Grâce à la petite Amélie, une grande partie de la dermatologie va être visitée biologiquement.

▪ Le décodage biologique de la peau en général

En décodage biologique nous faisons une distinction de taille entre les différentes couches de la peau. Vous le savez comme moi, ce que nous appelons communément « la peau » est en fait la superposition de trois couches cutanées : L'épiderme en superficie, le derme juste en dessous et l'hypoderme, la couche la plus profonde. Pour le décodage biologique, chacune de ces trois couches recèle un secret psychosomatique précis.

L'épiderme va gérer les ressentis de séparation.

Le derme s'occupe en priorité des ressentis de souillure, des choses sales, honteuses. Vous noterez que si l'on agence différemment les lettres qui composent le mot « derme », on peut écrire un synonyme des mots de la phrase précédente.

L'hypoderme est exclusivement entraîné pour les ressentis de dévalorisation.

Ainsi, sans le savoir vraiment, les dermatologues effleurent toutes les pathologies dues à des problématiques de séparation, de souillure et/ou de dévalorisation. Je dis bien et/ou, car il ne nous est pas interdit d'avoir un ressenti mixte fait, par exemple, de séparation dans un climat moche. Dans ce cas, notre cerveau va demander une gestion combinée des deux premières couches aboutissant à l'apparition d'une infection cutanée, d'un herpès, d'un zona ou d'un cancer de la peau ayant envahi la couche basale de l'épiderme, tout ceci, bien entendu, en fonction de la masse du conflit, c'est-à-dire, en fonction de la durée et de l'intensité de l'activité conflictuelle. Ai-je besoin de le rappeler ?

Pour être plus complet, nous devons aborder une question délicate concernant ce type de pathologie. Comme je vous le disais un peu au-dessus, certaines maladies apparaissent lorsque nous sommes en pleine activité conflictuelle et d'autres quand le conflit a été résolu, le plus souvent inconsciemment. Les maladies associées au derme correspondent à la première catégorie alors que celles de l'épiderme appartiennent à la seconde catégorie. Cela veut tout simplement dire que pour les eczémas, le conflit psychologique a été résolu et les signes cliniques traduisent cette résolution.

Voilà pour les généralités et continuons notre cours de « glisse » avec notre skate-board psychosomatique sur les surfaces cutanées à la recherche des significations de l'eczéma en particulier et des pathologies épithéliales en général.

▪ Le décodage biologique de l'eczéma et des pathologies des épithéliums cutanés.

Faisons un petit exercice simple. Vous allez fermer les yeux et me tendre les mains. Je les prends et les caresse légèrement. Vous avez normalement la sensation d'être en contact avec moi. Je vais les lâcher et, toujours normalement, vous aurez la sensation de ne plus être en contact avec moi. Une nouvelle fois, s'il vous plaît. Voilà, contact ...et rupture de contact. Eh bien notre cerveau intègre au niveau de la peau toutes les problématiques liées au contact et à la rupture de contact. En d'autres termes, tous les conflits psychologiques de séparation, qui dépassent un certain seuil de tolérance propre à chacun, seront gérés biologiquement par la couche superficielle de notre peau, l'épithélium cutané. Pour résumer, la plupart des maladies de cette première couche de la peau correspondent à des **conflits de séparation**. De plus, chaque maladie de peau possède une tonalité particulière et la localisation de l'atteinte cutanée a une grande importance pour nous. Un eczéma de la fesse n'a strictement rien à voir au niveau psychosomatique avec un eczéma du coude, vous vous en doutez bien, n'est-ce pas ? On n'utilise pas le coude comme on utilise ses fesses ! C'est d'une pure logique, comme toute le décodage biologique.

▪ Qu'est-ce qu'un ressenti de séparation ?

Sans parler de certaines expressions telles que « la séparation de l'Eglise et de l'état » à l'échelon national ou « de la séparation de corps ou de fait » au niveau d'un divorce ou « séparation de biens » devant un notaire, les mots-clés se résument à : rompre un lien, être éloigné, se sentir isolé, être à part, se quitter. Et tout ceci par rapport à un ensemble, famille, couple, amitiés, collègues, animaux, choses, « doudous » chers à nos enfants, lieux, etc. La liste n'est nullement exhaustive tellement la pensée humaine est débordante de symbolisme ! En effet, il peut s'agir d'un élément réel comme un être cher ou, comme vous commencez sérieusement à le savoir, d'un élément symbolique, imaginaire ou virtuel.

Pour l'eczéma, l'activité conflictuelle traduit un ressenti concernant une séparation dite simple, c'est-à-dire qu'il n'existe qu'un seul objet de séparation. Je n'ai le sentiment d'être séparé qu'avec une seule entité. Une partie de mes neurones va être occupée à gérer ce ressenti par rapport à un unique objet.

- ***Voici quelques exemples :***

Au cours d'un divorce, c'est la personne qui le ressentira comme une séparation par rapport à son ou sa partenaire – ce dernier ne ressentant pas obligatoirement cette situation dans les mêmes termes. D'ailleurs, au cours d'un divorce, il y a toujours un des deux qui souffre plus que l'autre et il peut transformer cette souffrance, mais pas obligatoirement, en un conflit où le fait d'être éloigné, d'être isolé occupe toute l'économie psychique.

J'ai été licencié et ma préoccupation concerne le fait d'avoir été mis à l'écart de mon travail et de tout ce que cela signifie : ambiance, collègues, activité, etc.

Je suis une mère de famille, mon enfant s'en va faire ses études et il est obligé de quitter le foyer. Je me sens loin de lui et c'est le sentiment de séparation qui domine mes pensées.

Je suis un petit garçon et mon père a été muté dans une autre ville. Je ne reverrai plus mon meilleur ami.

Quelquefois, la séparation est définitive comme dans un divorce mais également après le décès d'un être cher.

▪ Tonalités en fonction de la localisation corporelle de l'eczéma

Nous ne pouvons pas faire un inventaire psychosomatique de toutes les localisations possibles de l'eczéma mais je vous invite à en toucher du doigt quelques unes et vous verrez que la fameuse logique biologique est toujours au rendez-vous. D'autre part, tout ce qui suit n'est pas à prendre à la lettre car chaque histoire est unique et donc chaque activité conflictuelle est à intégrer au sein de cette même histoire.

Cuir chevelu : séparation plutôt intellectuelle, psychique. La séparation me « prend la tête ».

Paupières : la séparation par la vue. « Je l'ai perdu de vue ».

Ailes du nez : séparation dans un climat qui « sent mauvais ».

Conduit auditif : séparation qui a été résolue par l'écoute, comme une « reprise de contact téléphonique » par exemple.

Coude : séparation par rapport au travail – « l'huile de coude ». J'ai remarqué que les coudes peuvent métaboliser des ressentis de séparation par rapport à un être cher, celui qui nous prend dans ses bras. En premier lieu, le papa ou la maman mais également celui ou celle que l'on a aimé et dont le souvenir fait rejaillir cette sensation d'être entouré, lové au creux de ses coudes.

Mains : elles peuvent concerner une problématique avec le père ou celui ou celle qui nous prenait la main.

Fesses : pour cette partie du corps intime, il faut réfléchir un tout petit peu. Qui a le droit de toucher vos fesses, Waston ? Je vous laisse un instant. Oui, vous avez raison, il n'y a que trois personnes autorisées à les toucher, vous et celle avec laquelle vous êtes très intime, votre partenaire d'une part et vos parents quand vous étiez bébé et petit enfant d'autre part. Donc, un eczéma des fesses correspond à un sentiment de séparation avec votre partenaire et par extension, outre le mari ou l'épouse, peuvent entrer dans cette catégorie la maîtresse, l'amant mais également vos parents si ce sentiment remonte à vos tendres années.

Les pieds : séparation avec la mère réelle ou symbolique. Dans ce dernier cas, ma compagne, ma maîtresse, mon amie ou ma femme peut être une représentante de ma mère biologique.

Pour l'eczéma du visage, nous en verrons la signification avec Madame Contact que je vous propose de retrouver après une brève séparation théorique. Son histoire va me permettre de vous livrer ma manière de voir les choses en ce qui concerne les bébés en particulier et les enfants en général. Je vous demande de lire et relire les deux phrases-clé de l'Analyse Psychosomatique :

1) Le conflit psychologique des parents peut rester psychologique ou s'intensifier chez l'enfant ou, dans certains cas, devenir biologique.
2) Il n'y a ni coupable ni victime, la maladie n'est que la solution biologique la plus adaptée lors d'un conflit psychologique ayant dépassé notre propre seuil psychophysiologique de tolérance.

Cela veut dire tout simplement que les origines de nombreuses pathologies des enfants sont à rechercher dans l'histoire des parents d'abord et celle du clan ensuite. Et pour la petite Amélie, la question fondamentale que nous devons poser à sa mère est la suivante : « Que s'est-il passé chez vous, au sein de votre famille, en rapport avec une séparation résolue, lorsque votre fille était dans votre ventre en train de se développer et se préparer pour le grand jour de sa naissance ? » Ecoutez bien, Waston.

« Je suis fille-mère, c'est-à-dire que le père de ma fille m'a quittée dès l'annonce de sa future paternité. Je suis partie vivre chez ma mère à la campagne dès le début de la grossesse car je n'étais pas très bien à ce moment là. Tout s'est relativement bien passé jusqu'au sixième mois de grossesse. Des contractions se sont mises à s'intensifier et mon médecin m'a conseillé d'aller me faire hospitaliser pour une surveillance plus étroite devant cette menace d'accouchement prématuré. J'y suis restée trois semaines et le chef de service m'a demandé de ne pas trop m'éloigner de l'hôpital au cas où cela viendrait à se reproduire. Comme ma mère habitait assez loin, mon père m'a proposé de m'accueillir chez lui. Il habite à dix minutes du service. Ainsi, ai-je passé chez lui toute la fin de ma grossesse. A l'accouchement, ma petite fille a été mise en couveuse pendant quinze jours et j'ai beaucoup eu de mal à l'allaiter. »

Racontez-moi l'histoire de vos parents, lui demandai-je.

« Ils ont divorcé quand j'avais douze ans. Au début, mon frère et moi étions chez ma mère. A seize ans, pour des raisons d'études de coiffure, j'ai habité chez mon père pendant trois ans. Je l'avais retrouvé et ce fut une période de bonheur pour moi. Il était très fier de moi quand nous sortions et, de temps en temps, les gens croyaient que « nous étions ensemble ». Mon père est très beau et il fait très jeune, physiquement et de caractère. De plus, il m'aidait beaucoup dans mes études. C'était une période formidable pour moi. A la fin de mes études, j'ai commencé à travailler, je me suis installée dans un appartement et je voyais régulièrement ma mère et mon père. »

Je crois que vous avez fait le lien entre cet eczéma et toutes ces séparations. En effet, il y en a à tous les étages :

1) Son compagnon la quitte dès le début de la grossesse.
2) Ses parents ont divorcé.
3) Elle retrouve une première fois son père pour faire ses études de coiffure et en garde un souvenir des plus émus.
4) Elle retrouve sa mère chez qui elle s'installe d'abord.
5) Elle quitte sa mère pour aller à l'hôpital.
6) Elle retrouve son père qui habite près du service d'obstétrique.
7) A la naissance d'Amélie, séparation entre la mère et la fille par couveuse interposée pendant une quinzaine de jours, puis retrouvailles.

Pourquoi le visage, me direz-vous, Waston ? Personnellement, je pense que la résolution de son activité conflictuelle concernant ces différentes séparations a un rapport étroit avec son père. Quand vous imaginez votre compagnon ou compagne, est-ce les pieds, le coude, le creux poplité ou les aisselles que vous voyez d'abord ? Non, quand nous pensons à un être cher, c'est son visage qui se reflète d'abord dans le miroir de nos souvenirs. Ses yeux, son regard, la forme de son visage, etc. Ensuite, vient tout le reste ! Après ces remarques, voici sa réponse.

« J'ai toujours pensé que cela avait un rapport avec mon père mais je ne voulais pas le voir. C'était très douloureux pour moi, d'autant plus qu'il s'est remarié avec une jeune femme qui est un tout petit peu plus vieille que mon frère aîné. »

Rappelez-vous, Waston ! Quand la séparation s'en va, les croûtes sont là. Vous remarquerez au passage que son âge, trente deux ans, est l'octave supérieur de seize ans, le moment où elle a repris contact avec son père pour faire ses études professionnelles.

Et comme je suis en forme, je vais vous parler de l'herpès et du psoriasis.

▪ L'herpès

Quand l'herpès ne touche que l'épiderme, le conflit correspond toujours à une séparation simple avec une signification précise en fonction de la localisation. Quand cette pathologie intéresse le derme, la couche d'en dessous, nous sommes toujours en présence d'un ressenti de séparation mais dans une tonalité de souillure. En décodage biologique, souillure veut dire « moche, pas sympathique, sale, honteux ».

- Au niveau des lèvres : c'est le conflit du bisou, du baiser. On retrouve le contact de l'autre par l'intermédiaire des lèvres.
- Au niveau génital : c'est exactement la même chose mais dans un contexte sexuel. On retrouve sa ou son partenaire sexuel d'une manière réelle, symbolique ou imaginaire et les vésicules apparaissent.
- Au niveau de la cornée, la séparation s'est faite dans un contexte visuel. « Perdu de vue », « Loin des yeux » ou « Je ne l'ai plus revu » en sont les expressions les plus fréquentes.

▪ Le psoriasis

Nous feuilletons toujours le grand catalogue des séparations, mais à la page des doubles séparations. Contrairement à l'eczéma qui représente un conflit de simple séparation, le psoriasis correspond à une problématique psychologique où deux objets de séparation sont intéressés. Les gens présentant ce type de pathologies évoquent toujours un problème de séparation de base mais concernant deux entités dont voici quelques exemples.

> « Mon père est muté et je suis séparé de mes deux meilleurs amis. »

« Lors de mon divorce, j'ai ressenti une séparation par rapport à ma femme ET à mes enfants. » Les enfants représentent, à eux tous, un seul objet.

« Mes grands-parents paternels sont tous les deux décédés au cours d'un accident de voiture. » Séparation définitive double.

Je pense que ce petit aperçu cutané va rendre de nombreux services et je souhaite que les médecins dermatologues qui liront nos écrits pourront les vérifier rapidement. En attendant leurs contacts professionnels, préparons-nous à l'exploration de nos arbres généalogiques grâce aux cartes psycho-maritimes tracées par nos aïeux.

LE TRANSGENERATIONNEL

J'entends par « Transgénérationnel » l'existence de mémoires conflictuelles accrochées sur certaines branches de notre arbre généalogique et qui ont la particularité de n'avoir pas été résolues en temps utile. Elles vont circuler de branche en branche et se retrouver au pied du berceau d'un nouveau-né qui lui, n'a strictement rien demandé, si ce n'est que de vivre dans la plus parfaite harmonie au sein de sa « famille d'accueil ». Actuellement, nous sommes en pleines recherches pour connaître les règles de circulation de ces mémoires ancestrales. En d'autres termes, nous essayons d'écrire, si cela est possible, le livre du code de la route du Transgénérationnel.

Passons tout de suite au cas de Monsieur Play-Boy car les exemples sont toujours plus démonstratifs qu'un long exposé. J'ai pu l'aider surtout grâce à la lecture de son livre Transgénérationnel. Cela lui a permis de comprendre son incapacité à trouver la femme de sa vie alors qu'il a tout pour plaire. Ce premier exemple fait intervenir les relations temporelles liées aux dates de naissance et de conception ainsi que le saint du jour de naissance. Et oui, en Analyse Psychosomatique, il faut se munir d'un calendrier !

Une remarque de taille, si vous me le permettez Waston. Les dates sont incontournables, on ne peut pas les changer pour que notre exposé soit sans reproches !

MONSIEUR PLAY-BOY

Je me suis permis de le nommer ainsi tout simplement parce que c'est un vrai play-boy. Grand, mince, sourire à faire de la publicité pour un dentifrice, visage typique du mannequin pour des costumes du haut de gamme, etc. En résumé, un beau play-boy de magazine ! Mais ce qui m'a intrigué dès le départ, c'est le motif de consultation.

« J'ai déjà divorcé deux fois et avec ma nouvelle compagne, ce n'est plus la joie. Après mon deuxième divorce, j'en suis tombé follement amoureux et je pensais que c'était « la bonne », celle avec qui je pouvais fonder une vraie famille, avoir des enfants comme tous mes amis proches. Je ne comprends rien à ce qui m'arrive. Tout le monde dit que je suis un beau mec et très agréable mais je me retrouve toujours au même point. J'ai l'impression que quelque chose m'empêche d'être heureux mais j'ai beau chercher, je n'arrive pas à trouver le pourquoi du comment. »

Devant un cas de la sorte, il faut compulser les deux premiers livres, cher Waston. Ce n'est pas la peine de perdre du temps à analyser le livre de sa vie depuis sa naissance. Pourquoi ? Me direz-vous. La réponse est très simple. Il est anormal qu'un mâle de cet acabit ne puisse trouver une femelle à son goût. Son code de comportement biologique est troublé par une ou des informations qui l'empêchent d'exercer sa fonction de mammifère mâle. Nous pourrions noircir des pages entières sur ce sujet hautement générateur de réflexion. Je vous demande simplement de lire la suite car nous irons d'étonnement en étonnement.

La lecture de son Projet/Sens a été infructueuse. Par contre, celle de son livre Transgénérationnel a été remarquable. Il est le septième et dernier enfant.

Prenez votre calendrier et cherchez les Saints de son jour de naissance, le treize mai : Sainte Rolande. Or, Rolande s'avère être le prénom de sa sœur aînée, décédée à l'âge de trois ans dans un accident. Rolande est également le prénom de sa quatrième sœur, décédée en bas âge de maladie. Attendez, ce n'est pas tout ! Son père est décédé un quinze août. La date de conception de notre play-boy est théoriquement placée autour du treize août.

Une pause café, please, avant de vous donner une première conclusion théorique qui a transformé Monsieur Play-Boy !

Nous sommes dans une histoire typique de deuils non faits en temps voulu par les personnes concernées. Pour les gens habitués à manipuler les neurones véhiculant les mémoires transgénérationnelles, le résumé du cas de ce charmant monsieur est le suivant.

« Nous, tes parents et spécialement moi, ton père, avons beaucoup souffert du décès de tes deux sœurs que nous avons appelées Rolande et dont le deuil nous a été impossible à faire. Inconsciemment, nous t'avons fait naître le jour même de leur fête, un treize mai. De plus, moi, ton père, je suis décédé autour de ta date de conception. Ce qui vient renforcer le fait que ces deuils étaient au-dessus de mes forces mentales. De cette manière, nous te passons le relais afin que tu puisses le faire à notre place. »

En langage technique, j'ai appelé cet état de fait, une F.F.I. Cela n'a rien à voir avec les Forces Françaises Intérieures mais j'ai gardé les initiales pour exprimer Les Forces ou Fidélités Familiales Invisibles. Elles correspondent à des messages, des ordres venus d'une des branches de notre arbre généalogique – ici, le père – exécutés par un des membres du clan – ici, notre play-boy – afin de gérer les conséquences d'un drame familial survenu bien avant la naissance de ce même membre, détenteur, malgré lui, de cette mémoire conflictuelle qui ne lui appartient en aucune manière.

Ecoutons le cerveau de notre play-boy : « Pour mon père et par Fidélité Familiale Invisible, je dois faire le deuil de mes sœurs et pas autre chose. Donc, inconsciemment, je me mets dans des situations où il m'est impossible de vivre ma vie de play-boy car trop occupé à réparer les cicatrices laissées sur certaines branches de mon arbre généalogique. »

Je vous propose de poursuivre la lecture des F.F.I. avec un autre exemple caractéristique de l'installation inconsciente d'une stérilité illustrée par Les familles Desgosses et Ducouple.

LES FAMILLES DESGOSSES ET DUCOUPLE

Elles possèdent un point commun, celui d'avoir de grandes difficultés à accéder au rang de père et de mère. En effet, le motif de consultation correspond à une stérilité avérée médicalement. Ils ont suivi le classique « parcours du combattant » de la stérilité : examens réguliers, traitements hormonaux et fécondation in vitro à plusieurs reprises, en vain. Dans ce genre de problème, de nombreux facteurs sont généralement en jeu : médicaux, techniques et/ou psychologiques mais ici, le côté psychosomatique prenait le devant de la scène. En d'autres termes, la « machine à faire des enfants » fonctionnait correctement c'est-à-dire qu'à chaque tentative, l'ovule était correctement fécondé au niveau de la trompe, il se dirigeait normalement vers la cavité utérine mais c'était la nidation qui posait le plus de problèmes. La nidation correspond au stade de « l'accrochage » de l'œuf sur la paroi de l'utérus. Comme si un alpiniste ne pouvait poser ses fixations sur la paroi montagneuse avec une conséquence de taille : bivouac impossible !

Le plus curieux était la répétition de ce phénomène au cours des fécondations in vitro. Et, au bout de plusieurs tentatives infructueuses, le médecin coordinateur en a tiré certaines conclusions : « Mission impossible car bivouac impossible ou Les formations nuageuses cérébrales sont évocatrices de conditions météorologiques défavorables dans le ciel méningé. Donc à éclaircir et si vous le voulez, je peux vous conseiller de rendre visite au service météo de l'hôpital André Méninges, dans le service de gastro-entérologie des boyaux de la tête de mon collègue, le docteur Rémi Sphère » .

Il est à noter que je reçois de plus en plus de monde envoyé par mes confrères d'autres services et une véritable coopération psycho-somatique se met progressivement en place. Ce qui est tout à fait souhaitable et tout en notre honneur vis à vis des consultants.

Pour résumer, avec ces deux familles, nous sommes en présence de deux cas de stérilité pour cause de trouble de la nidation. D'une manière générale, je fais confiance à la médecine classique pour la formulation du diagnostic, pour les traitements entrepris. Donc je ne vais pas tout recommencer mais simplement voir le problème sous un autre angle en me posant la question suivante. « Pourquoi la nidation est-elle impossible ? » J'ai réuni ces deux cas car ils avaient une similitude frappante. Du côté des postulantes au grade de maman, c'est la lecture de leur livre du Transgénérationnel qui nous a donné la solution. Du côté des postulants au grade de papa, c'est l'aspect psychologique classique qui nous a permis de comprendre l'installation de cette F.F.I, à savoir, « je ne peux pas avoir d'enfant ». Remarquons au passage que les protagonistes de cette aventure se sont rencontrés « par hasard ». Nous appelons ceci, « l'affinité biologique » ou « atomes crochus inconscients » et c'est une autre histoire. Soyons galants, voyons d'abord la F.F.I. des femmes.

▪ Mesdames Desgosses et Ducouple

Comme nous sommes au niveau de la procréation, il nous faut simplement aborder leur histoire respective sous cet angle avec en premier lieu le comptage des fausses couches et des avortements, eux, bien accrochés sur les branches de leur arbre généalogique. Ce n'est plus un bivouac momentané mais une incrustation forcenée sur les pentes raides des aires cérébrales du clan.

Pour Madame Desgosses, dès la première consultation, nous apprenons qu'elle est fille unique. Ses parents ont eu beaucoup de mal à l'avoir : il a fallu attendre quatre fausses couches et trois avortements spontanés avant que notre consultante puisse se positionner sur la route de la gestation et naître. Je lui ai demandé d'enquêter sur le même sujet en grimpant sur de plus hautes branches et voici la moisson récoltée au niveau de la grand-mère maternelle qui, comme par hasard, porte le même prénom que notre consultante –son deuxième prénom exactement.

« Ma grand-mère maternelle a fait un nombre impressionnant d'avortements. Son mari était très porté sur la quatrième dimension archaïque et le sport favori des êtres humains : la « **Procréation Maniaque Assidue** » et surtout l'entraînement pour faire des enfants. Ma grand-mère ne voulait pas de famille nombreuse et a décidé de rendre visite à une « faiseuse d'anges »[40]. Après quelques

[40] Terme pour désigner une personne spécialisée dans la pratique de l'avortement, généralement clandestin à l'époque.

avortements assistés par ce personnage et comme tout se passait bien, elle a promu cette pratique au rang de méthode de contraception. Elle aurait dit à ma mère qu'elle avait fait une trentaine d'avortements de cette manière, au-delà, elle ne les aurait plus comptabilisés ! » La F.F.I. est : « A quoi bon faire des enfants puisque de toute manière un avortement est prévu ? »

Pour Madame Ducouple, l'histoire est différente mais, au niveau de l'installation de la F.F.I., le résultat des courses à l'enfant est identique. Elle est la première d'une fratrie[41] de deux filles et sa mère n'a qu'une seule sœur également. Ce fait ne serait pas original si ce n'est l'inexistence de mâles dans tout l'arbre généalogique. En fait, il y a eu deux garçons nés au début du siècle. Malheureusement pour eux, ces deux gaillards n'ont pas trop compris les subtilités de la grande guerre de 14-18. Ils sont morts sur le champ de bataille, trop tôt pour espérer une vie longue et paisible à laquelle tout être humain pourrait prétendre. Un obus pour l'un, à l'âge de dix huit ans et une balle perdue pour l'autre, à l'âge de vingt ans. Des âges où l'on rêve, rit, danse, pense, s'amuse et drague pour fonder un foyer et vivre en accord avec ses idées. La F.F.I. est : « A quoi bon faire des enfants puisque que les guerres nous les enlèvent ? »

Pour Messieurs Desgosses et Ducouple, nous avons été obligés de compulser leur troisième livre, celui de leur vie depuis leur naissance.

▪ Messieurs Desgosses et Ducouple

Monsieur Desgosses est un fils unique et sa F.F.I. s'est confortablement installée, dès ses douze ans, entre ses circonvolutions cérébrales, très peu de temps après le décès de son père par infarctus du myocarde à l'âge de quarante cinq ans. Il est devenu malgré lui le pilier de toute sa famille : étant le seul homme valide, il a été désigné par le clan comme le successeur de son père d'une part, aux yeux de sa mère dépressive et, d'autre part, également aux yeux de ses grands-parents paternels. Toutes les décisions sans exception lui étaient soumises pour accord. Même maintenant, à trente cinq ans, il s'occupe de toute sa famille

[41] Ensemble des frères et des sœurs d'une même famille.

et dans tous les domaines : faire ou vérifier les comptes, remonter le moral, téléphoner presque tous les jours pour prendre les nouvelles de sa mère ou de ses grands-parents, s'occuper le la maison de vacances ou de la famille, etc. En fait, il est devenu un « père symbolique », une sorte de « patriarche » avant l'heure et ce rôle, donné et pris inconsciemment, il l'assumait à merveille. Et sa F.F.I. pourrait se résumer ainsi : « Je suis déjà le père symbolique de mon clan donc ce n'est pas la peine que je le sois dans la réalité car il me manquerait trop de temps et aux yeux de mon clan, mon contrat de père est déjà bien rempli. »

Monsieur Ducouple est charmant et très jovial. Après avoir « batifolé » pendant sa jeunesse, une rencontre foudroyante[42] a mis fin à sa carrière de beau célibataire. Sa future épouse venait de faire son apparition dans son champ de vision. On se case et adieu les préservatifs. A partir de ce coup de foudre, c'est du sérieux ! Suit une vie de couple sans problèmes particuliers jusqu'au jour où il était question d'agrandir la famille, comme c'était le cas pour tous leurs amis. De voir des petits bébés joufflus et souriants leur a donné l'envie d'être mère et père. En quoi l'histoire de Monsieur Ducouple intervient-elle pour les en empêcher ? Et vient la question que j'aime à poser. Que j'aime à poser car elle s'avère souvent être efficace pour une bonne pêche dans les méandres psychologiques de ce fleuve qu'est notre esprit ! « Quel est l'épisode le plus remarquable dans votre vie en tant que jeune homme amoureux ? »

« C'était quand j'étais étudiant en économie. J'étais amoureux fou d'une fille mais nous ne sommes jamais « sortis ensemble ». Une relation un peu spéciale car même si on dormait dans le même lit, nous ne sommes jamais passés à l'acte. Une relation entre un frère et une sœur en quelque sorte, pendant plus d'un an. Bien longtemps après, j'ai su qu'elle s'était mariée et avait eu deux enfants. De mon côté, je n'ai jamais pu passer devant son appartement d'étudiante, même maintenant car je ne me sens pas

[42] Les coups de foudre à la base des liaisons amoureuses ou autres se sont souvent révélées comme le signe clinique classique de la rencontre de deux inconscients liés par une même problématique. « Problématique » n'est pas toujours un terme négatif. Certaines attirances peuvent être à l'origine d'une relation très positive. Nous les appelons « affinités biologiques » ou « atomes crochus inconscients ».

bien à proximité de celui-ci. Cela m'a toujours intrigué et cela m'intrigue encore aujourd'hui. Je pense que c'est la seule personne avec qui j'aurais pu avoir des enfants, avant ma femme bien sûr ».

Quand j'entends ce genre de discours, je réponds systématiquement par ceci.

« Avec cette amie vous aviez une relation que je qualifierais de « pas normale ». Anormale car un jeune cerf comme vous aurait dû avoir des relations un peu plus poussées avec cette jeune biche. J'aime cette fille et je ne la touche pas. Donc il y a des forces inconscientes qui m'en empêchent. Et ces forces inconscientes sont à rechercher dans le catalogue des interdits psychologiques dont le plus fourni est celui de l'interdit de l'inceste. Ce dernier correspond à des rapports sexuels interdits avec une ou un membre de mon clan, père, mère, sœur, frère, etc. Cela veut dire tout simplement que cette jeune femme représente symboliquement une autre femme de mon clan, ma mère ou ma sœur ou ma tante. Donc n'ayant pas le droit d'avoir des rapports sexuels avec cette personne, j'opte inconsciemment pour une attitude des plus ambiguës, à savoir, je dors à ses côtés et c'est tout, malgré une attirance certaine. »

Au total, nous pouvons considérer que ce monsieur rejoue la même scène avec sa femme et que cet interdit demeure. A noter que je rencontre souvent cette problématique à des degrés divers. Voici un autre exemple pour illustrer ce fait appelé « inceste symbolique » et assez fréquent, je dois le dire.

Une dame de cinquante cinq ans est venue me consulter pour un motif très particulier. « Je vis avec un monsieur depuis quatre ans et je voudrais le quitter. Mais à chaque fois que j'évoque cette possibilité, il me fait un chantage au suicide. Il a déjà fait deux tentatives et je ne sais pas trop que faire aujourd'hui. Nos rapports sont excellents au niveau du quotidien à tel point que nos amis croient que nous sommes un couple exemplaire sans se douter de la moindre des choses. »

« Racontez-moi votre rencontre, si vous le voulez bien. »

« Un coup de foudre[43] ! J'étais mariée, « vie normale » avec un mari « normal ». Les enfants se débrouillaient parfaitement. Un jour, au cours d'une sortie avec des amis, j'ai rencontré Albert. Décharge électrique tout le long de mon corps quand il m'a dit bonjour ! Je n'ai rien compris à ce qui m'arrivait. Nous nous sommes revus en cachette et tout de suite nous avons débuté notre relation. En très peu de temps, nous avions compris que nous étions faits l'un pour l'autre. Se passa ce qui doit se passer dans ces cas là, c'est-à-dire que j'ai divorcé et nous nous sommes installés dans son appartement. Sexuellement, cela n'avait rien à voir avec mon mari, je retrouvais une certaine jeunesse. Il était et est toujours plein d'attentions pour moi mais, petit à petit, une sorte de routine s'est installée et nos rapports sexuels se sont raréfiés à tel point que depuis environ un an et demi, plus rien. On dort ensemble, on mange ensemble, on sort ensemble, on regarde la télévision ensemble mais c'est tout ! J'ai commencé à en avoir un peu marre et j'ai décidé de le quitter avec tout ce que cela voulait dire, déménagement, etc. »

Je lui ai répété la même phrase que pour Monsieur Ducouple : « Il est anormal qu'un couple de cervidés comme vous arrête de faire l'amour. Dans ce cas, il y a des forces inconscientes qui vous ont menés à ce stade. Donc, je pars du principe que ce monsieur Albert ne serait qu'une sorte de représentant d'un des membres de votre famille, votre frère, votre père, votre oncle ou votre grand-père. Comme s'il prenait sa place aujourd'hui. Bien sûr, ce n'est pas lui mais il lui ressemble par certains côtés. Cela peut être la tenue vestimentaire, le vocabulaire, le sourire, le regard, le métier, la couleur des yeux, la date de naissance, le prénom ou tous autres signifiants, tous autres « traits unaires », comme le dirait monsieur Jacques Lacan[44]. »

Après quelques secondes de réflexion, elle pousse un petit cri étouffé par sa main posée brusquement sur ses lèvres. « Je viens de comprendre ! Il a le même prénom que celui de mon frère décédé il y a dix ans. En plus, ils ont la même taille et le même sourire ! »

---

[43] Je vous renvoie à la précédente note de bas de page.
[44] Célèbre psychanalyste français.

Encore une histoire de deuil non complètement fait avec, ici, une relation incestueuse symbolique.

Revenons à nos deux couples. Leur histoire montre un des aspects de « l'affinité biologique » ou « atomes crochus inconscients ». Chaque individu possède en lui une Fidélité Familiale Invisible :

- Pour Madame Desgosses : « A quoi bon faire des enfants car je nage inconsciemment dans un « bain » d'avortements du côté de ma mère d'une part et, d'autre part, de ma grand-mère maternelle dont je porte le prénom. »
- Pour Madame Ducouple : « A quoi bon faire des enfants car dans l'histoire de ma famille, il existait deux jeunes hommes pleins d'avenir qui ont servi de « chair à canon ». »
- Pour Monsieur Desgosses : « Je suis déjà le père symbolique de toute ma famille, je n'ai plus de temps pour l'être dans la réalité. »
- Pour Monsieur Ducouple : « Je ne peux pas procréer avec une représentante d'une femme de ma famille à cause de la loi de l'interdit de l'inceste. »

Comme par hasard, ce sont ces personnages qui se sont rencontrés et mariés. Par atomes crochus inconscients, ils et elles trouvent le compagnon idéal pour respecter leur F.F.I. respective. Nous sommes dans le domaine des relations amoureuses mais ce fait est très souvent retrouvé dans tous les autres domaines, travail, succès, maladies, etc. Finalement, notre métier, notre partenaire, nos goûts, nos envies, nos pulsions, nos désirs sont souvent le fait de l'existence de notre affinité biologique. Nous sommes détenteurs, malgré nous, inconsciemment, d'une ou de plusieurs mémoires conflictuelles ou non et nous allons rechercher dans la nature des éléments qui nous la rappelle. Ceci est très important à entrevoir pour une compréhension de notre fonctionnement et nos attirances vers tel ou tel domaine.

Poursuivons notre route, s'il vous plaît, la lecture du premier livre. Décollage immédiat vers le ciel à la rencontre de Monsieur Labourse, steward de son état, à Air-Transe sur le vol Paris-Perth (perte).

MONSIEUR LABOURSE

Aujourd'hui, Monsieur Labourse se retrouve avec un testicule gauche en plastique. Le sien a subi les assauts du chirurgien à la suite d'un cancer. Une radiothérapie est actuellement en route. Il veut comprendre pourquoi il a perdu la moitié de son patrimoine familial ancestral transmis de génération en génération.

Notez que nous allons voir de plus en plus de personnes qui auront cette même démarche. Diagnostic, traitement classique et approfondissement psychosomatique pour comprendre. Notre intervention sera primordiale pour la prévention des rechutes en particulier et de la prévention sous toutes ses formes en général. Ce sera l'un de nos futurs rôles. Quand cette discipline entrera dans les mœurs, nous verrons arriver des gens de tous horizons et notre collaboration avec les instances médicales devra être très étroite. A ce moment, quand la psychosomatique sera reconnue comme une matière de base enseignée à la faculté au même titre que la biophysique ou la chirurgie, notre effectif devrait passer à un cran supérieur. Un vrai service de médecine psychosomatique sera implanté dans toutes les structures immobilières hospitalières et mobilières mentales. D'autres praticiens, en ville, seront formés pour ne pas encombrer les couloirs hospitaliers . . .Quelquefois, je rêve...

Oui, je disais que Monsieur Labourse était en traitement chimiothérapique et je dois vous présenter le ressenti à l'origine de cette pathologie. Notons tout de même que c'est par ce sujet que le décodage biologique a été découvert, il y a une vingtaine d'années.

▪ Le cancer des gonades, le testicule ou l'ovaire

La particularité de cette pathologie réside dans le fait que les cellules intéressées sont de deux types différents. Ce cancer peut toucher les cellules embryonnaires à l'origine d'un tératome, assez rare dans la pratique. Il peut également se développer aux dépens des cellules du tissu de soutien des gonades, le tissu conjonctif dans la zone interstitielle de ces organes et c'est le cas le plus fréquent, appelé séminome chez l'homme. Le ressenti de base est prédominé par un sentiment de « **perte** ». La perte en est le mot-clé.

Pour mieux comprendre la traduction cérébrale de cette notion de « perte », il faut réfléchir un tout petit peu. Je suis un père de famille et un de mes enfants décède à la suite d'un accident. Le drame est terrible, injuste : dans notre code de comportement biologique, les enfants doivent mourir après leurs parents. C'est un conflit archaïque très important comme nous l'avons vu car il fait partie des quatre fonctions primordiales de base : l'air, l'eau, la nourriture et la reproduction. Si je perds ma descendance, mon espèce est en grand danger car sa pérennité est menacée. Mais quelle est la partie de notre corps la plus apte à symboliser le haut lieu de cette pérennité. Les oreilles ? Le troisième orteil gauche ? Les paupières ? L'estomac ? Le nombril ? Les amygdales ? La vessie ? Non, vous l'avez deviné, ce sont les gonades où se trouvent, potentiellement, nos trésors, nos bouts de chou ou nos lapinous, tous issus directement de nos bijoux de familles !

Vous pouvez imaginer maintenant toutes les situations possibles dans la réalité d'abord, puis dans le symbolique ensuite. Une femme a été touchée par un cancer ovarien après plusieurs avortements thérapeutiques. Un homme a subi le même sort après avoir perdu la considération de son père à la suite d'une grosse mésentente familiale. A noter que l'élément « peur » intervient souvent – la peur de perdre. Une dame de soixante ans a développé un cancer ovarien à la suite d'un accident de voiture qu'a eu son mari : « *j'ai eu très peur de le perdre* ».

Pour être plus précis encore, les ressentis concernant le séminome possèdent le caractère d'être plus intellectuels qu'archaïques. Toujours avec la perte de base, ils font intervenir un sentiment de culpabilité, « d'affaire » moche, sale, de « coups bas ». Quelquefois le ressenti est plus positionné dans le fait d'être dénigré, mis de côté ou se sentir « positionné » entre deux avis, deux personnes car si on en garde une, on perd l'autre. D'autres fois, un sentiment de perte définitive par séparation, divorce, éloignement, incompréhension. Dans ce cas, c'est l'élément perte qui prend le devant de la scène par rapport à la séparation. Vous voyez, Waston, que les gonades représentent tout un monde complètement insoupçonné. Après cet exposé, écoutons l'histoire de Monsieur Labourse.

« Ecoutez ! Cher docteur Rémi Sphère, je ne comprends strictement rien à ce qu'il m'est arrivé. Dans ma vie tout se passait très bien, pas de perte à l'horizon, du moins consciemment. J'ai compris tout ce que vous venez de me dire et je trouve votre exposé tout à fait intéressant, je dirais même plus, « perspicace » ! J'ai vingt huit ans, une femme et deux enfants, des beaux-parents charmants, remarquez que je ne les vois pas souvent avec mon métier et de ce côté, professionnellement parlant, pas de problèmes particuliers. »

Je sens la Mémoire Conflictuelle Déclenchante à plein nez. Je vous explique. Quelquefois, les gens tombent malades alors que rien ne peut l'expliquer biologiquement et objectivement même après l'enquête quasi policière que nous menons au sujet des événements de leur vie. Cela veut dire tout simplement qu'ils sont porteurs d'une mémoire conflictuelle qui ne leur appartient pas. C'est-à-dire, qu'inconsciemment, ils sont chargés de régler une problématique provenant d'un autre membre de leur clan au sens large. Et ce personnage est caché sous les feuillages d'une des branches de leur arbre généalogique, comme c'était le cas pour monsieur Play-Boy. Après une petite enquête sur le choix de son métier et sur ses prénoms nous avons trouvé ceci.

▪ Les métiers du ciel

J'adore voyager et prendre l'avion pour oublier l'atmosphère des grandes villes européennes. Malheureusement, ce n'est pas toujours facile à organiser, faute de temps et d'argent. Mais le monde du ciel m'intéresse beaucoup. On y croise de nombreuses personnes qui ont peut-être un point commun, celui d'être dans les nuages. Voici ce que j'en pense, biologiquement parlant bien sûr, et après avoir aidé plusieurs personnes « volantes ». Ces déductions ont été faites pour ces gens et cela ne veut pas obligatoirement dire que ceci est valable pour tout le personnel navigant de la planète.

Il est classique de dire que les personnes chères à notre cœur et décédées sont là haut « dans le ciel ». Ils sont entre de bonnes mains ou sous les ailes d'anges affectueux. Lorsque nous pensons à eux, notre regard se dirige vers le ciel. Et si on veut les retrouver symboliquement on s'en rapproche le plus possible grâce à la technologie aéronautique. Et si je travaille dans cette branche, je suis en contact quasi permanent avec eux. Je peux le faire pour moi-même ou bien quelqu'un me charge de le faire pour lui. Une sorte de Force Familiale Invisible m'attire vers les hauteurs pour donner des nouvelles à ceux restés en bas et pour lesquels le deuil des habitants célestes n'a pas été possible car trop dur à faire.

▪ Les prénoms

Chercher l'origine du prénom usuel et des autres prénoms est un sport que je pratique de plus en plus. Les messages transgénérationnels passent souvent par ce biais. Monsieur Labourse possède un joli deuxième prénom, celui, masculinisé, de sa tante, Emmanuel. Malheureusement, cette tante, il ne l'a pas connue pour une raison bien simple, elle est décédée à l'âge de dix huit ans d'une leucémie foudroyante. Son unique frère, le père de notre consultant, avait vingt huit ans au moment de ce drame familial qui a marqué tout le clan. « Il ne s'en est jamais remis. C'était sa sœur préférée. Il l'a aidée à de nombreuses reprises pendant toute son enfance. C'était comme un père pour elle et il n'a jamais compris pourquoi elle était partie si tôt. Et quand je suis né, il a insisté pour me donner son prénom. »

Quel âge avez-vous, cher Monsieur Labourse ?

« Vingt huit ans, monsieur Sphère. Pourquoi me demandez-vous mon âge ? »

Conclusion, la F.F.I de notre aviateur : « Je suis pris dans les tourbillons d'un deuil impossible à faire pour mon père. Sa sœur bien aimée est partie là haut dans le ciel et je dois aller la visiter régulièrement pour porter des nouvelles fraîches et le plus souvent possible. Pour qu'elle me reconnaisse facilement, je porte le même nom et le même prénom qu'elle. » Un des points-clés de sa thérapie sera de faire consciemment les obsèques de sa tante auxquelles il n'a jamais pu assister pour la bonne raison qu'il n'était pas encore sur terre au moment des faits. Une de mes phrases favorites dans ces cas là : « Vous n'étiez même pas dans les testicules de votre père, ni dans les ovaires de votre mère que le problème existait déjà ! »

Je vous propose de terminer nos enquêtes psychosomatiques par l'évocation d'un cas à classer dans les rayons de la psychiatrie, une hydrophobie. Elle va illustrer une des particularités du décodage biologique résumée ainsi.

La maladie n'est que la solution physiologique cérébrale la mieux apte à résoudre une problématique psychologique.

En d'autres termes :

« **Pourquoi mon cerveau a-t-il préféré me diriger vers cette maladie ?**

Quel intérêt ai-je à vivre cette situation ? »

MADAME ULCERE DE LA MARE, ALIAS HYDROPHOBIE

Quand cette jeune femme m'a exposé son histoire d'hydrophobie je ne savais pas du tout dans quelle direction me diriger ! Une hydrophobie désigne une crainte, une peur de l'eau qui aboutit à une conduite d'évitement de cet élément oh! combien précieux pour les êtres humains.

« C'est plus fort que moi, je ne peux pas me raisonner. Je ne prends jamais de douche. Je me lave avec un gant de toilette. Pour me brosser les dents, j'utilise le minimum d'eau pour me rincer la bouche. La piscine m'est complètement interdite car je pourrais me noyer dans dix centimètres d'eau. Quand nous allons en vacances au bord de la mer, mes enfants veulent que je joue avec eux mais cela m'est impossible. Alors je reste allongée sur le sable avec un bon livre et je les surveille. Je ne bois jamais d'eau pure. Je la mélange avec du citron ou autre chose. Mes boissons favorites sont le thé et le vin. L'autre jour, je me suis disputée avec mon mari car en voulant passer l'éponge sur le bord de l'évier, il m'a aspergée de quelques gouttes d'eau et j'ai fait une crise de nerf. Heureusement qu'il me connaît bien et que nous n'étions que tous les deux. »

La seule chose importante que j'ai pu relever au début de notre entretien est l'existence d'un ulcère gastrique récidivant. L'exposé de la problématique psychosomatique concernant les ressentis possibles vus précédemment ont eu un impact des plus mitigés, à ma grande déception.

Par expérience, je me dirige vers sa bibliothèque cérébrale à la recherche d'une mémoire pathologique. Ainsi, devant mes vaines tentatives exploratrices sur certains événement de sa vie, ai-je voulu feuilleter le livre de son Projet/Sens. L'exercice a été, là aussi, peu probant. Dans ces cas là, je cherche dans le livre du Transgénérationnel en me posant la question suivante : en quoi cette hydrophobie est-elle une solution à une problématique familiale ? D'ailleurs, nous devrions toujours nous poser cette question puisque la maladie ou le comportement est une solution la mieux capable de diminuer ou de faire disparaître une activité conflictuelle, le plus souvent inconsciente. Cette consultante voudrait bien aller se baigner avec ses enfants mais c'est plus fort qu'elle, elle ne peut pas. Eh bien quand c'est plus fort que soi, cela veut dire que notre pathologie, quelle qu'elle soit, nous « aide » à résoudre une problématique dont l'origine est à trouver généralement sur les branches de notre arbre généalogique.

Nous avons pu monter son arbre généalogique jusqu'à cinq générations et tout c'est passé à l'étage d'une arrière arrière-grand-mère du côté maternel. Il se trouve que cette lointaine aïeule s'est suicidée en se noyant dans une mare. Mais son suicide avait une raison très précise, elle ne supportait plus d'avoir mal au ventre à cause d'un … ulcère à l'estomac ! Les douleurs étaient tellement violentes qu'elle a préféré abréger ses souffrances de cette manière.

Voici ce qu'a pu élaborer le cerveau de notre consultante : « D'avoir des maux d'estomac peut entraîner un acte de suicide par noyade. Donc, je vais instituer un état d'hydrophobie afin que cette descendante ne puisse pas approcher une étendue d'eau qui a été fatale dans le clan. »

Cette hydrophobie est donc une solution de survie pour cette femme car sa mémoire garde encore les traces transgénérationnelles de ce drame. En aucune manière, une hydrophobie n'est à relier de cette manière pour tout le monde. C'est uniquement sa propre histoire qui a été à l'origine de ce symptôme, son symptôme. Comme je vous le disais au début, tout se trouve dans notre Histoire, celle de notre famille, de notre clan.

Voilà, cher(e) Waston. Je pense que vous commencez à comprendre le mécanisme biologique de l'origine possible d'une grande partie de nos maux. Cette manière de voir n'est pas La vérité mais seulement une partie. Tout notre travail futur est représenté par une recherche clinique et théorique dont la base est généralement biologique. Elle serait, et c'est mon souhait, à inclure dans un vaste programme pluridisciplinaire où tous les acteurs de la santé seraient présents. En attendant d'autres enquêtes pour aider d'autres personnes, je vous remercie de votre assiduité.

Mais avant de nous quitter, je voudrais vous entretenir d'un des aspects du décodage biologique. Je ne pourrais vous laisser sans résumer ma pensée concernant le déclenchement de la maladie et sa « programmation » dans le temps. C'est une question que nous avons effleurée tout au long de ce premier chapitre mais je préfère y revenir en la décrivant d'une manière plus technique. Cela me paraît indispensable pour être logique jusqu'au bout de la démarche de description de mon activité au sein de ce service de gastro-entérologie des boyaux de la tête.

C'est un élément capital à comprendre pour effectuer correctement les liens entre certains événements de la vie qui paraissent tout à fait anodins et notre maladie ou notre comportement nous poussant à consulter un praticien. Ces tranches de vie conflictuelles se cachent derrière notre boîte crânienne et tout notre art est de les dévoiler à notre consultant en y puisant la substantifique moelle psychosomatique.

CHAPITRE DEUXIEME

ROLE DE NOTRE CERVEAU DANS LA GENESE DES MALADIES

Le Cerveau, le plus grand des acteurs, auteurs, compositeurs et interprètes.

Comment vous présentez ce fabuleux personnage, une masse molle d'un peu plus d'un kilo, faite de milliards de cellules, consommant le quart de notre stock d'énergie, contrôlant toute notre physiologie – notre fonctionnement physique et psychique – et garant de notre survie au sein de notre environnement ?

Le cerveau est le plus grand des acteurs de la planète. De plus, c'est un des plus grands auteurs, compositeurs et interprètes. Il est capable de créer et de jouer tous les rôles existants et ceux-là ne sont que des rôles dits « de composition ». Rien à voir avec John Wayne, le cow-boy ou le soldat de service ou avec Sean Conery dans la série des James Bond. Il peut interpréter merveilleusement tous les rôles imaginables. Et le metteur en scène – nous-mêmes – ne peut rien dire devant tant de brio. Pourquoi cela ?

Tout simplement car il est au centre d'un dispositif de survie. Il est le responsable de la notre devant toutes les activités conflictuelles que nous rencontrons au cours de notre vie. Par « activité conflictuelle », nous entendons un choc psychologique, un désagrément, une déstabilisation, une idée fixe, obsédante, une préoccupation pour un sujet plus ou moins précis ou une mémoire conflictuelle tout à fait inconsciente.

Au niveau biologique, c'est-à-dire au niveau de notre fonctionnement cellulaire, ce fait se traduit par l'apparition de ce qui est communément appelé « un état de stress ». Devant ce conflit psychologique, notre cerveau va tenter, par tous les moyens dont il dispose, de gérer cette situation grâce à un ensemble de réactions biologiques. La gestion – ou métabolisation – de ce stress sera développée dans le chapitre du déclenchement et de l'installation de la maladie.

Avant cela, il nous faut comprendre la position de « chaînon » – qui ne manquerait peut-être plus – de notre cerveau entre cette activité conflictuelle et sa traduction biologique, cellulaire, au niveau de notre corps.

Le point de départ est toujours le suivant : la confrontation, consciente ou non, à une activité conflictuelle. A titre indicatif, je vous rappelle celles glanées au sein de notre famille psychosomatique, mais il en existe beaucoup d'autres et la liste n'est pas exhaustive, bien sûr :

1) Conflit vil, indigeste dans un contexte de réserves monétaires ou de valeurs = cancer du cæcum, pour Madame l'infirmière et Monsieur Bonne Poire.

2) Ma fille a raté son Bac au grand désespoir de son père pour Madame Lanote (lymphome des amygdales et des végétations adénoïdes).

3) Dévalorisation spécifique dans un contexte digestif pour Monsieur Duplacement Immobilier.

4) Conflit de marquage de territoire pour Mademoiselle Binôme, venue pour explorer une cystite.

5) Conflit de marquage de territoire particulier pour Monsieur Laplace venu pour un polype vésical, à demi calcifié et très hémorragique.

6) Dévalorisation profonde par rapport à son frère pour Monsieur Lombaire venu pour des douleurs lombaires invalidantes.

7) Le danger d'une augmentation rapide des prix du pétrole pour les patrons-routiers.

8) Conflit en rapport avec un danger imminent dans le territoire pour Madame Ulcère et Monsieur Electroménager venus tous deux pour un ulcère de l'estomac.

9) « Je ne dois pas parler sous peine de sanctions » pour Madame Bouclier venue pour un goitre thyroïdien.

10) Une dévalorisation psychique, intellectuelle pour Madame Latête, venu pour une migraine.

11) Un conflit de dispute dans le territoire pour Monsieur Dispute, venu avec une jarre appelée cancer du poumon, des bronches plus précisément.

12) Un état de préoccupation pour l'avenir de son fils qui a rompu ses fiançailles, aboutissant à un cancer du sein pour Madame Lavie.

13) Un sentiment d'avoir tout perdu, d'être confrontée au néant depuis que ses enfants vivent chez leur père, traduit par le cerveau par des coliques néphrétiques récidivantes pour Madame Coline Phrénétique.

14) Un ressenti de dévalorisation générale depuis l'enfance pour Monsieur Cher Ami venu pour des douleurs osseuses diffuses.

15) Toujours un ressenti de dévalorisation par rapport à ses deux parents pour Monsieur Du Piano venu pour une arthrose des deux pouces et un conflit de rancœur dans le territoire développé pendant l'enfance à l'origine d'une hépatite virale.

16) Pour la famille de la Mémoire Cyclique Musicale du clan des Cycles Biologiques Cellulaires Mémorisés, des « relectures inconscientes de ressentis du passé ».

17) Un état de panique « programmé » pendant son Projet/Sens pour Monsieur Panique Abord.

18) Un conflit de séparation bien enfoui et révélé par l'eczéma de son enfant pour Madame Contact.

19) Une mémoire de F.F.I. pour Monsieur Play-Boy venu pour désordre amoureux.

20) Des F.F.I. de stérilité pour Messieurs et Mesdames Desgosses et Ducouple.

21) Une mémoire inconsciente de deuil non fait en temps utile pour Monsieur Labourse.
22) Une hydrophobie, une solution transgénérationnelle pour Madame Ulcère de la Mare.

En d'autres termes, cette situation conflictuelle « leur prend la tête » et la préoccupation psychologique par rapport à celle-ci est de rigueur ! Notre stressogramme de base est perturbé et pour le fonctionnement biologique de notre cerveau, toutes les informations qu'il reçoit sont analysées dans deux directions principales et étroitement liées : notre vécu et notre ressenti.

▪ Le vécu

Il représente principalement le descriptif de la situation conflictuelle comme une sorte de rapport où sont notées toute une série de généralités : circonstances, lieux, personnages en présence, etc. Pour Monsieur Bonne Poire c'est la narration de cet épisode à l'origine de son allègement de quelques centaines de milliers de francs. Mais qu'en est-il du ressenti, comment est-il interprété par notre cerveau ?

▪ Le ressenti ou teneur du conflit

A chaque activité conflictuelle, un ressenti associé et concomitant prend le devant de la scène. Et ce ressenti peut prendre une multitude de formes différentes, principalement en fonction de notre propre histoire. Et c'est à ce niveau que notre cerveau va nous prouver tout son talent d'interprète. Je me permets de vous redire une des phrases-clés du décodage biologique déjà prononcée lors de notre rencontre.

Devant une activité conflictuelle, le plus souvent inconsciente et dépassant un certain seuil de tolérance propre à chacun, le cerveau, garant de notre survie, va traduire biologiquement, c'est-à-dire au niveau cellulaire, organique ou tissulaire et d'une manière des mieux adaptées, en fonction de ses propres possibilités physiologiques appelées habituellement « maladie », le ou les ressentis présents au moment de notre confrontation à cette même activité conflictuelle.

Pour « lancer le programme de maladie », le cerveau tiendra compte uniquement du ressenti comme nous l'avons vu au cours des différentes histoires psychosomatiques du premier chapitre. Encore une fois, il ne peut pas agir sur les éléments extérieurs mais uniquement sur les structures cellulaires du corps dont il est le garant au niveau des processus de survie. En aucun cas, le cerveau de Madame Lanote ne sera à l'origine d'un succès au baccalauréat de sa fille constamment dévalorisée par son père. En aucun cas le cerveau de Monsieur Labourse ne pourra faire revivre sa tante qu'il n'a jamais vue et dont il porte la mémoire à son plus grand insu. Nous pourrions reprendre tous les exemples de cette même manière.

Allons plus loin en étudiant schématiquement le déclenchement de la maladie et sa programmation dans le temps, je veux parler du « préchauffage ». En d'autres termes et en continuant à utiliser la métaphore de notre fameuse Jarre Psychosomatique standard et que vous commencez à apprivoiser, je vous propose d'étudier avant tout, le débordement de cette jarre. Et pour qu'une jarre déborde, il nous faut également parler, dans un deuxième temps, du remplissage. Tout ceci est très logique, n'est-ce pas ?

LE DECLENCHEMENT DE LA MALADIE OU LE DEBORDEMENT DE LA JARRE PSYCHOSOMATIQUE, LE CONFLIT DEBORDANT

Elle peut déborder de trois manières principales[45].

Au commencement, je suis – réellement ou apparemment – en bonne santé. Mes moyens de défense ne sont pas ou peu sollicités. Il m'est permis de rester ainsi pendant de longues années. Vous connaissez certainement des personnes qui ne sont jamais tombées malades – ou presque jamais – ou seulement atteintes de « petites » maladies sans grande gravité. Eh bien ces personnes ont certainement de très bons moyens de défense en face des adversités de la vie quotidienne ou elles n'ont été confrontées qu'à

[45] Elles représentent la majorité des cas de déclenchement des maladies en pratique quotidienne. Il en existe d'autres mais c'est une affaire de « spécialiste ».

de « petits » conflits psychologiques. C'est tant mieux pour elles, et je souhaite cela à tout le monde !

Malheureusement, il n'en est pas toujours ainsi. Prenons le cas d'une personne moins « chanceuse ». Donc, je suis en parfaite santé apparente, puis, à un moment donné, survient une activité conflictuelle psychologique. Je peux y être confronté principalement et schématiquement de trois manières :

1. Soudainement elle me prend totalement à contre-pied, mon propre seuil de tolérance de l'activité conflictuelle, et mes moyens de défense habituels sont totalement débordés. A l'instant même, je ne possède aucune solution pour y faire face. C'est à ce moment que la maladie débute et, à moyen ou court terme, les symptômes apparaissent. J'ai nommé cette première possibilité, le remplissage à la citerne ou au seau, le Conflit Débordant Pur[46] illustrant une jarre vide qui se remplit complètement en une seule fois et déborde par la même occasion. C'est le cas le plus typique mais le moins fréquent car généralement, la jarre s'était déjà plus ou moins remplie au cours de ma vie. Voyons cette deuxième possibilité, le cas le plus fréquent en pratique journalière.
2. Progressivement, l'activité conflictuelle envahit toute mon économie psychique. Elle peut disparaître du jour au lendemain si je résous mon conflit et tout rentre dans l'ordre. Dans le cas contraire, elle peut s'installer et les signes de stress sont de plus en plus marqués : énervement, consommation de stimulants divers et variés, extrémités froides, troubles du sommeil et de l'appétit, troubles de l'humeur, disputes pour des détails, etc. A tout moment, je peux revenir à un fonctionnement normal si la source de mon conflit se tarit.

   En revanche, cet état peut se prolonger dans le temps et je deviens un individu stressé comme des millions de personnes à la surface de la planète car mon système de défense tient le choc. Ma physiologie est quelque peu perturbée mais mon système de défense, progressivement mis en place depuis ma naissance, endigue encore les vagues conflictuelles. J'ai appelé

[46] En termes techniques, c'est le conflit programmant-déclenchant ou Dirk Hamer Syndrome Pur (D.H.S.)

cette situation, la **Phase Active Psychologique du conflit.** A noter que le déclenchement n'a pas eu lieu mais je suis préoccupé, consciemment ou non, par cette situation.

Dans un certain nombre de cas, mon système de défense devient inefficace. La houle conflictuelle se transforme en tempête et une vague, particulièrement importante, passe au-dessus de mes digues qui ne peuvent la contenir. Cette dernière vague-conflit je l'appelle le Conflit Débordant Simple[47] à l'origine du début de la maladie orchestrée par le cerveau qui se base sur le ressenti du moment pour solliciter tel ou tel organe ou tissu. Pour revenir à notre métaphore, c'est la louche, la cuillère à soupe ou à café, la cuillère à thé ou la goutte qui a fait déborder la jarre.

En pratique, ces conflits débordants purs ou simples sont très facilement retrouvés dans l'histoire des consultants. Généralement, il ne faut pas trop remonter dans le temps avant le début des symptômes. Une sorte de temps « d'incubation » se passe avant l'apparition de la maladie. Et ce laps de temps excède rarement une année. Pour certaines pathologies, il faudra aller le dénicher dans les pages de notre histoire écrite seulement quelques semaines auparavant. Entre nous, lorsque l'on reçoit une citerne, un seau ou une louche de liquide conflictuel sur la tête, cela ne passe jamais inaperçu ! Pour une goutte ou l'équivalent d'une petite cuillère, je l'admets, mais attendez quelques lignes encore, si vous le voulez bien. Voyons la troisième possibilité théorique et pratique.

3. A mon insu total, « j'attrape » une maladie et en aucun cas je n'ai été prévenu de sa venue, aucune invitation reçue ! Nous verrons plus loin que notre cerveau garde en mémoire toute notre Histoire, la notre depuis notre naissance et celle de notre famille, notre clan. Nous avons vu quelques cas dans la famille de la Mémoire Cyclique Musicale. N'oublions pas également que notre arbre généalogique recèle de nombreuses « mémoires conflictuelles » qui, quelquefois mais pas toujours,

[47] En terme technique, c'est le conflit déclenchant ou D.H.S. Simple

vont s'exprimer sur un des membres du clan car il existe une circulation précise[48] de celles-ci.

LA PROGRAMMATION DE LA MALADIE OU LE REMPLISSAGE DE LA JARRE PSYCHOSOMATIQUE, LES CONFLITS REMPLISSANTS

Une Jarre Psychosomatique débordante standard possède schématiquement quatre niveaux de remplissage. Nous avons vu le dernier niveau, le conflit débordant. Dans le temps, une jarre se remplit avec du fluide conflictuel provenant généralement :

- Des Conflits Programmants rythmés par les Cycles Biologiques Cellulaires Mémorisés.
- De la Couche du Projet/Sens.
- De la Couche Transgénérationnelle.

▪ LES CONFLITS PROGRAMMANTS

Au cours de notre vie, nous sommes régulièrement confrontés à des conflits de tous ordres. Ceux-ci ne sont pas suffisamment importants pour faire déborder la jarre, mais suffisamment forts pour y déposer une certaine quantité de fluide conflictuel. C'est le remplissage à la louche, à la cuillère à soupe, à la petite cuillère ou au goutte à goutte. Leur seul point commun est qu'ils remplissent la même jarre, c'est-à-dire que ces différents conflits ont la même teneur. Le ressenti est identique chaque fois, même si nous ne voyons pas de rapport flagrant entre eux. En outre, il ne nous est pas interdit d'avoir des ressentis différents. Dans ce cas, chaque ressenti remplira sa jarre spécifique. Vous savez comme moi que nous pouvons développer plusieurs maladies et chacun d'entre nous possède sa « jarrothèque ». Rassurez-vous, certaines jarres ne

---

[48]De nombreux chercheurs-praticiens commencent à découvrir des règles de circulation des mémoires familiales. Ils tentent de répondre à la question suivante : pourquoi telle personne – et pas une autre – est-elle touchée par cette mémoire et pas une autre ? En d'autres termes, pourquoi cet enfant, et pas son frère ou sa sœur, est atteint de cette maladie précise ?

sont que peu remplies ! Et un travail sur soi, sur son histoire, peut nous permettre de la ou de les vider.

Une remarque est à faire ici. Quelquefois, la jarre est pratiquement remplie et il suffit d'une goutte conflictuelle pour la faire déborder. Souvent, dans ce cas là, il ne sera pas évident de défendre une attitude biologique où un « tout petit événement » a fait déborder cette jarre. J'ai eu à aider un monsieur qui avait déclenché une sclérose en plaques suite à une « inquiétude jugée très modérée » concernant sa tante par alliance. Après analyse psychosomatique détaillée, il lui paru évident que sa jarre était déjà bien chargée.

A étudier ces conflits programmants de plus près, notamment par rapport à la date exacte de leur survenue, il est apparu quelque chose d'incroyable, à faire dresser sur la tête les quelques cheveux de n'importe quel intellectuel, professeur ou cartésien de base ! A partir de maintenant, monsieur le hasard est prié de ne plus croiser ma R.N. – Route Neuronale. En effet, personne ne pourra contester une date exacte du calendrier : celle d'un accident, de l'apparition d'une maladie, d'une rechute, d'un décès, d'une naissance, d'un déménagement, d'un divorce, d'une promotion professionnelle ou d'un licenciement ! Sans le savoir nous sommes pris dans des Cycles Biologiques Cellulaires Mémorisés – C.B.C.M.

▪ LES CYCLES BIOLOGIQUES CELLULAIRES MEMORISES

Il existe une multitude de cycles dans la nature et certains sont connus de longue date ou découverts avec les progrès de la science : alternance jour/nuit, le cycle menstruel, le cycle de sécrétion du cortisol, etc.

En Analyse Psychosomatique, les C.B.C.M., sont d'une importance capitale pour expliquer, preuves temporelles à l'appui, que l'on ne tombe pas malade par hasard. Pour mieux comprendre l'existence de ces cycles voyons ce que j'ai appelé le Stressogramme.

• *LE STRESSOGRAMME*

De même que l'électroencéphalogramme ou l'électrocardiogramme mesure l'activité électrique au niveau de notre cerveau ou de notre cœur, de même, le stressogramme enregistre et mesure, au niveau cérébral, l'intensité de tous les stress que j'ai connu dans ma vie. Qu'ils soient petits, grands ou très grands, ils ont été mis en mémoire dans notre boîte crânienne. A chaque onde de stress, un ressenti est également enregistré et une certaine quantité de liquide conflictuel va se déverser dans la jarre correspondante en fonction de nos capacités personnelles à « absorber » plus ou moins complètement les effets psychologiques rencontrés. A côté des exemples déjà vus[49], en voici deux autres.

L'exemple N° 1, relate l'histoire de Madame Frigo, 49 ans, qui vient pour des douleurs abdominales qui durent depuis trois mois et une infection urinaire haute pour lesquelles ni son médecin de famille ni l'urologue n'arrivent à la soulager, même avec le renfort des antibiotiques ou des antispasmodiques.

- Onde de stress N° 1. Un jour, à l'âge de 12,5 ans, elle était dans la cuisine adossée au réfrigérateur – d'où son nom – et elle apprend que ses parents vont divorcer. D'ailleurs, le lendemain, elle part avec sa mère vivre dans une autre maison. « Ce jour là, je suis passée du paradis en enfer. Tout s'est écroulé autour de moi, j'ai senti le sol s'ouvrir sous mes pieds. »
- Onde de stress N° 2. A l'âge de 24 ans, elle divorce. « C'était un soulagement pour moi, je ne voyais pas ce que je faisais avec lui, une sorte de libération. »

Pour Madame Frigo, ces dates n'avaient aucun rapport entre elles. Mais si nous analysons plus précisément, au mois près, on va s'apercevoir que celles-ci auraient pu être retrouvées avec une machine à calculer :

- 49 ans début des symptômes. Je divise 49 ans par 2 et je trouve 24 ans et 6 mois qui est la date exacte de son divorce.
- 24 ans et 6 mois divisés par deux, je trouve 12 ans et 3 mois qui est la date de sa première onde de stress.

Madame Frigo est prise dans une Mémoire Cyclique Musicale. Le point culminant de sa pathologie d'aujourd'hui, à 49 ans, est une « relecture somatique » de l'épisode premier, psychologique, qui a bouleversé sa vie à l'âge de 12,5 ans. Le ressenti ou plutôt les ressentis ont certainement été :

---

[49] Voir page 109.

Ecroulement de l'existence à l'origine de l'infection urinaire haute[50].

Conflit indigeste, je ne peux digérer le morceau que représente le divorce de mes parents.

C'est d'avoir fait le lien entre ces manifestations douloureuses et le divorce de ses parents qui a permis une sédation significative des douleurs abdominales et de l'infection urinaire. Le ciblage a été précis, une sorte de « frappe chirurgicale » au cours de l'opération « Tempête du Désert Psychosomatique ».

L'exemple N°2 illustrera un des aspects « spéciaux » des C.B.C.M. et concerne Madame Lavie. Rappelez-vous ! Elle est venue pour comprendre le pourquoi de l'apparition, en octobre 1999, de son cancer du sein. Elle avait 58 ans et son fils 25 ans. Si on divise 58 par 2 on trouve 29 ans. Elle n'a rien retrouvé de précis. Mais si on divise l'âge de son fils par deux, on trouve 12,5 ans. Et que s'est-il passé pour son fils à ce moment ?

« Je me rappelle très bien cette période. Ma mère – sa grand-mère – est décédée brutalement d'un accident vasculaire cérébral. On disait « congestion cérébrale » à l'époque. Mon fils qui l'adorait s'est arrêté subitement de grandir alors qu'il était promis à des tailles beaucoup plus élevées, au moins comme celle de son père. J'étais très inquiète pour lui et cela a duré au moins un an si je me souviens bien. »

Ici, il existe une sorte de transposition de la Mémoire Cyclique Musicale rythmée sur un cycle provenant du stressogramme de son enfant.

Il y a eu un amalgame entre le décès de la grand-mère – séparation définitive dans le nid – et une inquiétude pour son fils – conflit de nid. En décodage biologique on parle de « préchauffage » pour un conflit de nid dans un contexte de séparation. Pour le cerveau, le chef d'orchestre biologique, l'œuvre s'appelle cancer canalaire et elle sera interprétée par le chœur des cellules des canaux galactophores du sein.

A côté de ces Mémoires Cycliques Musicales liées à l'octave et que j'affectionne tout particulièrement, il existe de nombreux autres

[50] Contrairement aux infections urinaires basses qui, elles, sont à l'origine de cystite.

types de cycles et de sous-cycles qu'il serait fastidieux d'aborder dans cet ouvrage de vulgarisation du décodage biologique. Passons, si vous le voulez bien, au fluide conflictuel recueilli lorsque nous étions dans le ventre de notre maman adorée.

▪ LE PROJET/SENS

Je pense qu'un jour il faudrait écrire tout un livre sur cette période de notre vie et sous ce nouvel angle tellement elle a été marquante pour l'avenir de chacun car de nombreuses graines pathologiques peuvent être plantées à ce moment particulier, très peu analysées par des générations de thérapeutes.

Toutes les jarres connues à ce jour possèdent cette couche pour la raison bien simple que voici. Le Projet/Sens est :

- L'étude du contexte familial entourant ma conception, ma vie dans le ventre de ma mère, ma naissance et ma tendre enfance. C'est l'analyse de tous les événements positifs et/ou négatifs quels qu'ils soient durant toute cette période : un succès, une promotion, un déménagement, une faillite, un drame, un décès, une maladie, un divorce, un mariage, une guerre, une condamnation, une hospitalisation ou tout autre détail spécifique à mon propre clan.
- La comparaison de mon état actuel avec les événements caractéristiques de cette période.

La question-clé que l'on doit poser en premier lieu est : Que s'est-il passé dans votre famille pendant que vous étiez dans le ventre de votre mère ? Depuis que j'aborde la maladie avec l'A.P., il me paraît maintenant inconcevable de faire l'impasse sur cette période hautement programmatrice.

Quel est le lien entre un eczéma du nourrisson et un mari, futur père, parti en mission pour quatre mois à bord d'un sous-marin et ayant laissé sa femme, enceinte de six mois, seule et loin de lui ? L'eczéma correspond, comme par hasard, à un conflit de séparation !

Quel est le rapport entre un asthme et une cohabitation « forcée » d'un jeune couple chez les beaux-parents? Un des principaux conflits de l'asthme correspond aux disputes dans le territoire !

Quel est le rapport entre un cancer du sein d'une jeune femme et un frère victime d'un accident avec coma lorsqu'elle était dans le ventre de sa mère ? Le cancer du sein correspond à une activité conflictuelle où le « drame pour mon enfant » est au premier rang !

Passons à la pratique, Waston. D'un point de vue technique, on inscrit sur une feuille tous les événements familiaux connus au cours de cette période : les dates, les vécus et les ressentis si possible. On laisse reposer quelques jours. Ensuite, sur une autre feuille, on inscrit au recto toutes les choses positives de notre vie – on a toujours tendance à ne parler que des mauvaises choses ! Au verso, on inscrit les situations qui nous posent problème dans notre vie d'aujourd'hui : affective, professionnelle, médicale, etc. Puis nous faisons des liens.

Quelquefois, nous sommes surpris de voir que notre dépression d'aujourd'hui a des racines à ce niveau car un décès a eu lieu pendant cette période et que nous sommes porteurs inconscients d'un deuil impossible à faire à ce moment-là pour les membres de notre famille.

D'autres fois, nous pouvons expliquer une vie réussie au niveau professionnel car notre père était en pleine ascension avec promotion sociale à la clé.

La lecture et l'interprétation du Projet/Sens est d'une richesse incroyable pour tous les problèmes psychologiques de l'adulte et surtout de l'enfant. C'est facilement compréhensible ! Le cerveau de l'enfant – futur adulte – est en pleine formation. Les cellules nerveuses sont plus malléables et facilement « imprégnables » si je peux me permettre de le dire ainsi. C'est une véritable éponge par rapport à ce que vit le clan. Et voici une autre phrase-clé du décodage biologique.

Le conflit psychologique des parents pendant la période du Projet/Sens, peut rester uniquement psychologique ou s'intensifier chez l'enfant à naître ou devenir biologique à plus ou moins long terme.

C'est pendant cette période que l'enfant « reçoit », en outre, les informations de tous ordres provenant de sa famille et de son clan. Pour ces dernières, étudions la couche transgénérationnelle.

▪ LA COUCHE TRANSGENERATIONNELLE

Le fond de toute jarre est constitué par la Couche Transgénérationnelle et celle-ci est plus ou moins importante en fonction du poids des mémoires faisant pencher les branches de notre arbre généalogique. Sans le savoir, nous sommes détenteurs d'un certain nombre de messages auxquels nous sommes plus ou moins obligés d'obéir par le jeu des Fidélités ou Forces Familiales Invisibles, les fameuses F.F.I. C'était le cas des familles Ducouple et Desgosses, de Monsieur Play-Boy et de Monsieur Labourse. Croyez-moi, Waston, le transgénérationnel associé au Projet/Sens va « faire un tabac » sur les divans de psychanalystes, les fauteuils de psy-quelque chose, dans les hôpitaux psychiatriques ou centres hospitaliers spécialisés comme on le dit maintenant.

Plus je pratique l'Analyse Psychosomatique, plus ces deux couches prennent de l'importance en consultation. Elles nous permettent, dans une certaine mesure, de répondre en grande partie à la dernière question que nous avons posée au début de ce livre. Qui est concerné par cette pathologie physique ou mentale ? Chacun doit y travailler et je vais vous donner les rudiments pour pouvoir commencer, dès aujourd'hui, à examiner les archives du passé familial. Pour cela, je m'inspirerai de la conférence de base qui me sert à présenter l'Analyse Psychosomatique à un public des plus larges mais pas forcément spécialisé.

Pourquoi aller chercher de telles informations ? Pourquoi questionner les parents, les oncles, les tantes, les grands-parents ou les grands frères et les grandes sœurs ? Tout simplement parce qu'ils en savent plus que nous sur l'histoire de notre clan. Donc, nous partons du principe que nous sommes porteurs de certains messages transgénérationnels appelés « mémoires ».

Celles-ci peuvent provenir d'un même ou de plusieurs ascendants différents. Il ne nous est pas interdit d'avoir la mémoire d'un grand-père maternel concernant le thème des amours et une autre mémoire du grand-oncle paternel concernant une pathologie, etc.

Cet état de fait explique la grande diversité des caractères, des attirances vers tel ou tel métier, des opinions sur tel ou tel sujet. Et chaque membre de la famille possède les siennes propres et qui ne sont pas obligatoirement les mêmes que celles du frère ou de la sœur.

Comment procéder dans tout ce dédale ? Quelle est la manière la plus simple de sélectionner un personnage plutôt qu'un autre ? Fidèle à moi-même et pour expliquer le plus simplement du monde la circulation des mémoires au sein de tout notre arbre généalogique, j'ai mis en route mon P.C.[51], mon bolide méningé et en voici les conclusions : le Jeu – Je – des mémoires ou le « Hit Parade » Transgénérationnel.

- ***Le Jeu des mémoires ou « hit-parade » Transgénérationnel***

Le but de ce jeu transgénérationnel est de cibler le plus facilement possible les ascendants qui sont sensés nous avoir transmis certains messages, agréables ou non. Pour cela, il suffit de se munir d'un stylo de couleur, un surligneur de préférence et de chercher certains « Signes Transgénérationnels » en examinant un à un tous les membres de notre arbre généalogique. Quels sont les signes hautement susceptibles de nous intéresser ? J'en ai sélectionné huit[52] principaux, les huit points du Jeu Transgénérationnel auquel nous jouerons tout à l'heure.

1. Ma pathologie, mon ou mes problèmes actuels.
2. La Valse Transgénérationnelle.
3. Les ressemblances et les favoris.
4. Les marraines et les parrains.
5. Les prénoms.
6. La date de naissance (D.D.N.)
7. La date de conception (D.D.C.)
8. Le saint calendaire du jour de naissance et la date de ma fête.

En avant pour l'enquête transgénérationnelle !

---

[51] P.C. de Personnel Cerveau.

[52] Le nombre huit correspond à la lignée de sang.

- ***Ma pathologie, mon ou mes problèmes actuels***

Si je suis atteint d'une maladie digestive, je surligne tous les membres ayant présenté ce type de problème ou quelque chose de ressemblant.

Si j'ai aujourd'hui un cancer des poumons, j'ai intérêt à surligner mon arrière-grand-père « gazé » pendant la guerre de 14-18. Nous serons toujours dans une histoire de poumons, n'est-ce pas ?

Si je souffre d'asthme, je dois surligner ma grand-mère maternelle qui a été obligée de s'installer chez ses beaux-parents juste après le mariage car, comme vous le savez, un des conflits de l'asthme correspond aux disputes dans le territoire.

Si je souffre d'eczéma, je dois repérer tous les personnages qui auraient pu vivre des séparations. Et ainsi de suite.

Vous pouvez vous débrouiller tout seul. Dans certains cas, l'aide d'un professionnel vous sera assez utile pour révéler certaines subtilités, mais déjà, vous pouvez comprendre beaucoup de choses en procédant de cette manière.

- ***La Valse Transgénérationnelle***

Il s'avère, et je l'ai vérifié de très nombreuses fois, qu'une sorte de règle importante gère la circulation des mémoires. Sa principale caractéristique concerne l'ordre d'arrivée dans la famille. L'aîné aura le N°1, le second, le N°2 et ainsi de suite. Il faut compter les morts-nés, les enfants décédés en bas âge, les fausses couches et les avortements qu'ils soient volontaires ou médicaux. Pour le décodage biologique, toute vie qui a commencé est à compter pour la valse transgénérationnelle.

Disposons de cette manière l'ordre d'arrivée de la fratrie :

1	2	3
4	5	6
7	8	9

La règle de la Valse Transgénérationnelle s'énonce ainsi :

Tous les N°1, 4 et 7 possèdent la même mémoire car ils appartiennent à la famille des chiffres que l'on trace uniquement avec des droites.

Tous les N° 3, 6 et 9 possèdent la même mémoire car ils appartiennent à la famille des chiffres que l'on trace uniquement avec des courbes.

Tous les N°2, 5 et 8 possèdent la même mémoire car ils appartiennent à la famille des chiffres que l'on trace avec des droites et des courbes. Pour le 8, les droites sont situées au croisement des deux ronds.

Je l'avoue, c'est étonnant mais je vous garantis que vous allez faire de grandes découvertes. Pourquoi moi N°2 je m'entends si bien avec ma sœur N°5 et j'ai du mal à parler avec mes frères N°1 et 4 ?

Donc, pour ne pas faire sécher notre surligneur, on coche tous les membres appartenant à la même famille de nombres. Si je suis N° 1, je pointe tous les N°1, N°4 et N°7 sans chercher à comprendre pour l'instant. Et si je suis le N°9 de ma fratrie, je coche tous les N°3, N°6 et N°9 présents sur l'arbre.

J'ai remarqué que de nombreuses mésententes entre frères et sœurs ou entre cousins étaient assez souvent une relecture inconsciente des animosités des membres du clan qui avaient le même numéro que les protagonistes d'aujourd'hui. Une répétition actuelle du scénario ancien écrit avant même leur propre naissance. Incroyable ! Non ? Ainsi, toutes les animosités dans les clans peuvent avoir pris racines beaucoup plus haut dans les ascendances. Voyez les vendettas corses, les vengeances familiales dont parle Ismaël Kadaré dans son magnifique récit « Avril brisé » et qui se pérennisent de générations en générations.

Voici un petit problème transgénérationnel. Pourquoi dans ce clan, à trois reprises, les enfants N°2 sont-ils abandonnés. Un grand-père, à l'âge de un an, « a été laissé » à ses propres grands-parents à la suite du divorce de ses parents. Ce même grand-père a épousé une femme dont le frère a « donné » son enfant N°2 à une autre de ses sœurs sous prétexte qu'elle ne pouvait pas en avoir. Une de ses filles « a confié » son enfant N°2 à une nourrice après son divorce. Tout cela au sein d'un milieu culturel et religieux assez conservateur. Les lois ancestrales ont été dépassées par les lois de ce clan. La solution se trouvait dans le choix des prénoms. Le grand-père s'appelle Pascal. Le second enfant « donné » s'appelle Blandine et le troisième Pascale. Nous sommes dans le domaine des « sacrifices » et, dans ce clan, une lointaine mémoire de ce genre se promène et « fait son marché » en colonisant l'inconscient de quelques membres..

- ***Les ressemblances et les « favoris »***

Ils représentent un côté subtil et amusant au niveau des recherches transgénérationnelles.

Pour les ressemblances, je n'ai pas besoin de vous prendre en photo, si je peux me permettre de le dire ! Voici une suite de phrase que j'entends régulièrement en consultation :

– « Mais c'est la fille de mémé Jeannine » dit une femme du village.
– « Non je ne suis pas sa fille mais sa petite fille ! » Répond la consultante.
– « Qu'est ce que vous lui ressemblez ! »

La consultante, outre cette ressemblance, porte en second prénom celui de sa grand-mère et elles sont toutes les deux des N°1. Au total, avec ces trois signes transgénérationnels, nous soupçonnons fortement une mémoire commune et c'est dans l'histoire événementielle, psychologique et biologique que nous trouverons certaines clés concernant sa problématique d'aujourd'hui.

– « C'est le portrait craché de son oncle, son parrain. » Il porte le même prénom et la Valse est encore vérifiée. Nous pouvons faire la même remarque que dans l'exemple ci-dessus.
– « Quand j'ai vu la photo de son grand-père paternel à trois ans, j'ai cru reconnaître mon fils. Il avait le même regard, la même expression. »

Quelquefois, les ressemblances se situent au niveau des attitudes, des tics, des mimiques, des comportements, des passions ou violons d'Ingres, des métiers, des parcours amoureux ou professionnels, etc. Pour nous, ce sera un signe à considérer parmi tous les autres.

Concernant les favoris ou les « chouchous », une petite discussion est nécessaire car, quelquefois il n'est pas très évident au premier abord de déterminer ce point avec précision. Mais l'expérience montre qu'il existe assez souvent une « attirance », « des points communs » entre certains membres de l'arbre généalogique. Ils sont souvent illustrés par les remarques suivantes :

- « Je me sens très proche de mon fils. »
- « Nous avons les mêmes goûts pour la musique, les livres. »
- « Même si j'aime tous mes enfants et équitablement , je suis plus « branché » sur mon deuxième fils. »
- « Oui, c'est vrai, quand il est tombé malade, je me suis plus impliquée que pour les autres et je m'en suis voulu. »

Pour moi, ceci représente un signe hautement révélateur, même si les autres signes ne cadrent pas[53]. A noter quand même que tous les signes interviennent au sein de cette recherche. Ce n'est qu'au final que nous pourrons poser les premières conclusions.

- ***Les marraines et les parrains***

En ce qui concerne ce sujet, je voudrais vous raconter une petite anecdote qui s'est produite lorsque j'animais un atelier thérapeutique de groupe portant, ce jour-là, sur le Transgénérationnel. Comme ici, j'explique aux stagiaires comment il faut procéder pour chercher les signes transgénérationnels en abordant successivement les différents points que j'inscris au tableau tel que nous procédons actuellement. Arrivé au niveau des marraines et des parrains, j'entends soudainement un brouhaha ! Je me retourne et je vois tout le monde en train de bouger, de parler ou avec des points d'interrogation ou d'exclamation sur la tête. Nous avons été obligés de nous attarder sur ce sujet jusqu'à la fin de la séance sans pouvoir terminer l'exposé. Le simple fait d'avoir prononcé ces deux mots avait réveillé chez les stagiaires de nombreuses questions et constatations dont voici quelques exemples.

J'ai donné à mon fils handicapé, en second prénom, celui de son parrain également handicapé par suite d'un accident de la route qui a eu lieu bien longtemps après la naissance de mon fils !

Mon parrain qui a le même prénom que moi a toujours eu des problèmes amoureux. Divorcé trois fois et très instable, je pense

[53] Mais force est de constater qu'ils cadrent souvent.

que je lui ressemble beaucoup sur certains points. Je viens de divorcer pour la seconde fois.

Ma marraine a changé complètement de travail aux alentours de ses quarante ans. Actuellement, à quarante ans, je voudrais changer d'activité. Je suis employée dans une banque et je désire travailler dans la communication, animer des stages en entreprise ou aider les gens avec toutes les formations que j'ai reçues.

- ***Les prénoms***

On essayera de connaître tous les prénoms, l'usuel et les suivants bien sûr. C'est d'ailleurs au niveau de ces derniers que les découvertes sont les plus étonnantes. Je m'appelle André, Gustave et Marcel, je dois cocher tous les André, Gustave et Marcel qui se promènent dans les branches. C'est aussi simple que cela !

Il faudra également chercher les motivations des parents pour le choix des prénoms. Quelquefois nous avons des surprises. Brigitte de Brigitte Bardot, Sylvie de Sylvie Vartan, Florence de la ville du même nom que les parents ont visitée lors de leur lune de miel. Sylvie la tante décédée à trois ans d'une leucémie et que l'on n'a jamais connue, Alfred le grand-père déporté dans les camps de concentration, Justin l'arrière-grand-père dont le corps n'a pas été retrouvé après le naufrage de son bateau de pêche, Josiane la gand-mère qui s'est suicidée ou Paul et Charles les deux grands-oncles fauchés par un obus pendant la guerre.

Certains prénoms possèdent déjà en eux certaines particularités. L'anagramme de Gisèle est église, celui d'Agnès est anges, celui de Juliette Gréco est proche de jolie courgette. Un prénom rigolo : Jacques. Il s'approche de casque et, pour certains d'ente eux, ils en ont vraiment besoin tellement ils prennent de coups sur la tête ou la figure ! Quand je l'ai dit à un consultant prénommé Jacques, il s'est souvenu d'une certaine obsession assez originale lorsqu'il était en sixième au collège. Il n'arrêtait pas de dessiner des casques, des romains, des grecs, des gaulois et il en connaissait parfaitement les noms ! Eh bien sûr, toute sa vie, il a reçu de nombreux coups au travers de la figure ! Inconsciemment, il avait trouvé ce moyen symbolique pour se protéger.

- ***Les dates de naissances (D.D.N.)***

D'une simplicité extrême, je coche tous les membres nés ou décédés aux alentours de ma D.D.N. à une semaine près, avant et après la mienne. Je suis né le 15 janvier, je surligne tous les personnages nés ou décédés entre le 8 janvier et le 22 janvier.

Pour ce qui sont nés près de ma D.D.N., je considère que je suis une sorte de double de ceux-ci et je suis obligatoirement relié à eux.

Pour ceux qui sont décédés à une date voisine de ma D.D.N., c'est la même chose. Je suis considéré comme leur relais transgénérationnel. Si j'analyse, je dois me poser quelques questions et notamment pourquoi ils sont décédés à cette date anniversaire. Quel(s) message(s) m'ont-ils confié lors de leur départ ? Le cas le plus typique est celui d'un grand-père décédé le jour même de la naissance de sa petite fille qui a reçu, entre autre, le même prénom mais féminisé.

- ***Les dates de conception (D.D.C.)***

C'est un peu plus subtil. On ajoute schématiquement, toujours à une semaine près, trois mois à la D.D.N. pour trouver la D.D.C. s'il n'y a pas eu de retard ni d'avance pour ma naissance. Dans ce cas, vous ferez les modifications nécessaires. Si je suis né à terme le 15 janvier, ma D.D.C. théorique se situe autour du 15 avril, entre les 8 et 22 exactement. Ensuite on procède de la manière identique à celle qui est indiquée plus haut pour repérer les membres du clan nés ou décédés entre ces deux dates.

Pour compliquer les choses, quelquefois, il faut prendre la D.D.C. d'un des membres pour la relier à notre D.D.C. ou à celle de notre naissance. De nombreuses variantes sont possibles, toujours dans le même but : chercher le personnage avec qui s'est installé un lien transgénérationnel commun. Toujours avec le même exemple, mon père est né le 15 octobre. Il a été conçu vers le 15 janvier, ma D.D.N. Cela paraît compliqué mais on se fait très vite à cette gymnastique.

- ***Le ou les Saints du jour de ma naissance et la date de ma fête***

Maintenant, je note systématiquement le Saint du jour de naissance des consultants ainsi que la date de leur fête et je les compare aux dates inscrites sur toutes les branches de l'arbre. Nous naviguons, avec les D.D.C. et ici, sur des chemins très subtils, beaucoup plus que pour les D.D.N. ou les prénoms. Et je procède toujours de la même manière avec mon surligneur.

Voici un cas particulier, très instructif. Un monsieur a eu un grave accident de voiture un 4 avril, la saint Isidore. Or, comme par hasard, Isidore est un grand-oncle mort à la guerre de 39-45. Son décès a été ressenti comme un grand drame et a marqué tout le clan depuis une cinquantaine d'années. Je parie un millefeuille que notre consultant a relu inconsciemment ce drame le jour de la fête de son aïeul comme s'il « devait de vivre » quelque chose de similaire pour être fidèle à cette Fidélité Familiale Invisible.

Donc, il faut se munir du calendrier des P.T.T. et noter tout ce qui ressemble de près ou de loin à une date qui pend des branches de notre arbre.

- ***Conclusion sur le Transgénérationnel***

Vous l'avez deviné, celui qui a récolté le plus de points au « hit-parade » du Transgénérationnel est fortement soupçonné d'avoir laissé filer un message Transgénérationnel. Pour mieux comprendre ma problématique actuelle, il est fortement conseillé d'analyser sa vie, sa ou ses problèmes physiques et/ou mentaux. Notez qu'il n'est pas nécessaire de récolter les huit points pour le même personnage. Quelquefois, un seul suffit ! Le but étant quand même de trier toutes ses mémoires et de rendre à tel aïeul ce qui appartient à tel aïeul. Une sorte de Tri Postal que j'ai transformé en « Cri Postal ».

Avant de passer au troisième chapitre consacré à la présentation de l'Analyse Psychosomatique, j'aimerai vous exposer une constatation qui pourra peut-être être érigée en « découverte », car je n'en ai jamais entendu parler. Je me suis permis de la nommer « le syndrome du gisant » ou « porte-greffe transgénérationnel ». Je développerai cette notion ultérieurement car, au jour d'aujourd'hui, je n'ai pas rencontré assez de cas pour pouvoir mieux appréhender cette nouvelle notion qui pourrait éventuellement nous ouvrir une porte pour la compréhension de certaines maladies et surtout de certains comportements psychologiques et psychiatriques.

LE SYNDROME DU GISANT OU PORTE-GREFFE TRANSGENERATIONNEL

En très peu de temps, j'ai eu à élucider plusieurs histoires où la thématique du « fantôme transgénérationnel »[54] se trouvait au premier plan. Pour résumer, **le fantôme correspond à une mémoire de drame familial dont le deuil n'a pas pu être fait en temps utile et que le clan désire pérenniser en investissant le corps et l'esprit d'un descendant tout à fait innocent car non présent au moment des faits.**

Le drame familial concerne, plus particulièrement et entre autres, ce que j'ai appelé « les décès injustifiés et/ou injustifiables » dont voici une liste non exhaustive :

> Un enfant qui meurt avant ses parents pour n'importe quel motif : in-utéro, à la naissance, en bas-âge, par accident, d'une maladie, à la guerre, etc.
>
> Un avortement programmé ou non.
>
> Un suicide.

Tous ces décès ont la particularité, je le répète, d'être inclus dans un deuil non-fait au moment du drame. Et c'est à ce niveau que j'ai été stupéfait par l'intelligence de notre cerveau. Parmi tous les éléments qui ont marqué les cerveaux du clan à cette période figure, en bonne place, les dates de naissance et de disparition de cet être cher et, inconsciemment, le ou les survivants désirent le faire revivre en programmant une sorte de résurrection symbolique et ce, d'une manière à faire frémir n'importe quel statisticien. Voici ce que j'ai pu constater à plusieurs reprises et je vais essayer de l'exprimer de différentes manières car, à chaque fois, j'ai dû y revenir à l'aide de différents biais afin que le consultant puisse bien comprendre.

---

[54] La notion de fantôme transgénérationnel a déjà été abordée dans le livre de référence, page 220.

Pour le « syndrome du gisant », j'ai pu relever, pour l'instant, plusieurs signes pouvant être isolés ou concomitants :

- Attirance pour les vêtements foncés, noirs de préférence.
- Attirance démesurée pour la solitude.
- Attitude du gisant : rigide même en dormant. « Mon mari est tout raide pendant qu'il fait la sieste ou en dormant », « Quand je dors, je suis allongé sur le ventre et je pose mes bras croisés sur ma poitrine, comme les gisants de la Cathédrale de Saint Denis ». Je me demande aujourd'hui si l'on ne pourrait pas intégrer toutes les personnes dont la pathologie ou le comportement font apparaître une attitude de gisant. Je veux parler des individus qui ne peuvent se mouvoir et sont obligés de garder « anormalement » le lit. Voici plusieurs exemples :
    - Un monsieur se marie et devient père de son premier fils. Dès sa naissance, une tuberculose nécessite une grosse opération pulmonaire. Depuis, il reste alité et ne peut se mouvoir. Il a vécu très longtemps mais dans une attitude de gisant.
    - Une femme se retrouve « clouée au lit » depuis de nombreuses années à cause d'une maladie rhumatismale des plus invalidantes. Après une analyse de son histoire et de son arbre généalogique, nous nous sommes aperçus qu'elle était victime « d'une colonisation fantomatique » correspondant à une mémoire de suicide d'une tante appelée Gisèle et qu'elle était reliée à celle-ci par ce même prénom et la date de ce drame familial.
    - Un autre monsieur, grand insuffisant respiratoire, a passé toute sa vie entre son lit et le service de réanimation. Il est né juste après un enfant décédé en bas âge. Ils étaient reliées entre eux par le prénom et certaines dates significatives que nous verrons très bientôt.
    - Un petit garçon est infirme moteur cérébral. La position corporelle qu'il adopte correspond à celle d'un enfant décédé suite à un accident. Il mime, en quelque sorte, l'attitude de cet enfant au moment du drame.
- Attitude suicidaire réelle ou symbolique – comportementale.
- Idées ou pensées dont le thème est centré sur la mort.

- Lieux de vies confinés et sombres. J'ai connu une femme qui vivait toujours dans le noir. Dans le Midi de la France il n'est pas trop évident de faire « la chasse à la lumière » : volets clos en permanence, elle dormait avec une serviette sur la tête et le moindre rayon de soleil était éteint, même les filets de lumière qui essayaient de « resquiller » en passant sous la porte d'entrée !
- Attirances pour des êtres pouvant me « rappeler » le fameux deuil non fait.
- Programmation de la résurrection symbolique. Pour cette dernière, je dois développer ma pensée et, pour moi, c'est le signe le plus important car « imparable ».

Programmation de la résurrection symbolique

A chaque fois j'ai dû comparer entre elles plusieurs dates précises séparées par neuf mois, correspondant ainsi au temps d'une gestation chez les humains et toujours à une semaine près :

- La date du décès injustifié/injustifiable.
- La date de naissance de l'individu décédé.
- Les dates de naissance et de conception du « gisant » c'est-à-dire celles de l'individu désigné par le clan pour revêtir l'habit de cristal taillé à ses mesures et qu'il sera chargé de porter à son insu. Et dans les poches de cet habit sont placés les règles de comportement à suivre ainsi que les différents programmes avec des « bonus » s'ils sont correctement exécutés notamment un voyage aux Bahamas, un trouble psychologique ou un séjour à l'hôpital.

Deux cas se sont présentés, l'un par rapport à la date du décès injustifié/injustifiable et l'autre par rapport à celle de la naissance du défunt.

Pour le premier cas, voici les phrases-clé nécessaires à une meilleure compréhension :

La date de naissance du consultant est la date de conception du fantôme.

Le jour de la naissance d'un enfant – le futur gisant – correspond à la mise en route d'une grossesse symbolique de neuf mois au bout desquels le fantôme va renaître tout autant symboliquement.

Quand mon enfant aura 9 mois, il pourra faire revivre le décédé.

« Moi, la grand-mère maternelle, j'ai trop souffert de la mort prématurée de mon seul fils fauché sur le champs de bataille à Verdun le 15 mars 1916. Je désire le faire revivre et je demande à vous, mes chers enfants, d'exhausser ce vœux afin que ma peine diminue. » Pour cela, sa fille aînée va programmer inconsciemment une grossesse aux alentours du 15 juin. Ainsi, vers le 15 mars de l'année suivante, quand son fils aura neuf mois – gestation symbolique – il pourra prendre le relais de la vie de son oncle parti trop prématurément.

Pour le second cas, on se basera toujours sur la date de naissance du consultant à laquelle on ajoutera neuf mois. Mais ici, nous aurons la surprise de retrouver la date d'anniversaire de la naissance du défunt. « Mon fils est né le 10 octobre. Le 10 juillet, neuf mois plus tard, correspond à l'anniversaire de la naissance de mon frère aîné, donc son oncle, que je n'ai jamais connu car décédé six ans avant ma propre naissance. D'ailleurs, ce n'est que vers l'âge de dix ans que j'ai su son existence. »

La différence entre ces deux éventualités pourrait être interprétée de la manière suivante. Quand nous « tombons » sur la date de naissance du défunt, le clan désire le « refaire » de nouveau. Quand nous « tombons » sur la date de décès du défunt, le clan désire le ressusciter.

J'ai choisi de nommer cette particularité « porte-greffe transgénérationnel » pour la raison horticole suivante. Mon ami, Monsieur de La Fleur, grand spécialiste des boutures, du marcottage et des greffes sur les arbres fruitiers, me racontait ceci. « Le secret de la greffe se trouve dans la fiabilité et la résistance du porte-greffe et le choix s'effectue en fonction des qualités de celui-ci. A quoi bon faire porter un greffon sur un porte-greffe incertain ? » Ici, ce sera la même chose. Le greffon est représenté par la mémoire du décès injustifié/injustifiable et le porte-greffe, solide et bien vivant, correspond à un jeune enfant plein d'avenir sur lequel la fleur fanée de cette ancêtre pourra se développer et donner les fruits qui n'ont pas pu pousser pour raison de manque de sève dont la fabrication a été interrompue trop rapidement par un obus dans notre exemple.

Du point de vue pratique, vous prenez la date de naissance du consultant et vous ajoutez neuf mois à une semaine près et vous cherchez dans l'arbre généalogique les dates de naissance ou de décès d'un individu dont le décès est injustifié/injustifiable. Pour moi, ce signe est la marque hautement révélatrice de la présence d'une mémoire fantomatique installée confortablement sous les méninges et dirigeant une partie de ma physiologie psychologique et/ou organique.

Je vous demande, cher Waston, de le vérifier systématiquement ceci chez vos futurs consultants. C'est encore une piste de plus pour le repérage des mémoires qui les encombrent. Je pense que le syndrome du gisant va nous permettre de mieux comprendre la psychiatrie, les retards psychomoteurs, les autismes, etc.

Affaire à suivre…et de très près…

CHAPITRE TROISIEME

L'ANALYSE PSYCHOSOMATIQUE (l'A.P.)

L'A.P. est une nouvelle discipline dans l'exploration du continent cérébral. A côté des scanners, des imageries à résonances magnétiques, des examens complémentaires et de l'anatomie – matières hautement visuelles et concrètes, l'A.P. ferait plutôt partie des matières non palpables au sens propre du terme bien qu'elle se base sur une réalité symptomatique certaine, une maladie, un trouble comportement ou simplement un désir de comprendre, d'évoluer personnellement. Voyons d'abord la définition des deux termes composants l'intitulé de cette nouvelle discipline.

Définition de l'Analyse Psychosomatique

Analyse. De toutes les définitions du mot Analyse, je retiendrai une de celles de mon bon vieux dictionnaire[55] : « Etude faite en vue de discerner les différentes parties d'un tout, de déterminer ou d'expliquer les rapports qu'elles entretiennent les unes avec les autres. » Cela décrit parfaitement mes idées et je n'en changerai pas un seul terme.

Psychosomatique. Par contre, pour le terme Psychosomatique, je ne suis pas entièrement satisfait. Aussi me permettrai-je de vous proposer une définition « sur mesure ». « Etude des liens possibles unissant consciemment ou non l'esprit et le corps. » Elle est très courte mais nous devons nous arrêter le temps d'exposer plusieurs remarques pour préciser ma pensée.

---

[55] Le Petit Larousse Illustré de 1993, page 64.

1. Selon ma conception, dans la psychosomatique, il existe un sens précis de circulation. Dans un premier temps, dans notre code de la route, **c'est un sens unique, toujours de l'esprit vers le corps**. Bien sûr qu'une maladie installée peut provoquer des remous dans le psychisme ; je me place juste avant le début des processus à l'origine de la maladie ou du trouble du comportement. Pour moi, toute maladie a pour origine une activité conflictuelle psychologique consciente ou non et gérée biologiquement par notre cerveau comme nous l'avons vu avec les nombreux exemples du premier chapitre complétés par la partie technique du second. Pour aller dans ce sens permettez-moi encore de faire quelques comparaisons physiologiques.

    a. A quoi sert un muscle s'il ne reçoit pas d'influx nerveux, d'ordres pour se contracter ? Eh bien il s'atrophie comme le montre les frêles jambes des paralysés. La personne veut consciemment bouger mais il y a rétention cérébrale.

    b. A quoi sert la muqueuse de l'estomac si elle ne reçoit pas l'ordre de sécréter de l'acide chlorhydrique et de se contracter même si cet organe est plein d'aliments facilement assimilables. Les cellules voudraient bien effectuer leur travail mais elles n'en reçoivent pas l'ordre descendu des instances supérieures.

    c. Que se passe-t-il pour cette petite fille dont la pathologie est une sub-occlusion intestinale chronique due à une sorte de « paralysie de l'intestin grêle » ? Les muscles de cette partie du tube digestif sont inefficaces pour faire progresser le chyme alimentaire. L'intestin voudrait bien se contracter mais il ne reçoit pas d'ordres !

Nous voyons bien que tout se passe en premier lieu au niveau des centres cérébraux de commande. Et ces centres sont sous la dépendance de notre psychisme.

    d. Pourquoi mangeons-nous moins bien lorsque nous avons le cafard ou sommes en dépression amoureuse ?

e. Pourquoi faut-il un « mental d'acier » pour prétendre gagner les tournois de tennis du Grand Schlem. Tous les entraîneurs sportifs vous le diront. La différence entre un grand sportif et un très grand sportif se situe au niveau du mental car leurs capacités physiques sont à peu près identiques.

2. A propos « **des liens possibles** », voici ce que je pense. Tous les liens et sans exception aucune peuvent intervenir. Certains sont bien connus, d'autres peu ou pas du tout. Exemples :

   a. Mon père est tombé malade peu de temps après avoir pris sa retraite. Ceci est assez fréquent.

   b. La voisine a « attrapé » un cancer du sein comme sa mère. Pour la plupart des gens c'est logique de chez « Evident » car héréditaire. Une de mes consultantes s'est vu proposer de se faire enlever les deux seins « préventivement » car sa mère et sa tante avaient eu un cancer du sein. Héréditaire ? Je veux bien. Mais qu'en est-il de cette mémoire familiale concernant les dangers pour les enfants ?

   c. Un grand artiste s'est suicidé peu de temps après le décès de sa mère. Il n'a pas supporté sa disparition disait-on. Mais pourquoi lui spécialement a-t-il mis fin à ses jours et pas sa sœur ou son frère ? Une liaison transgénérationnelle particulière existait certainement entre ces deux êtres.

   d. Le père, N°1 de sa fratrie, est directeur d'une grande banque. La mère, N°2 de sa fratrie, est professeur de biologie à l'université. Ils ont trois enfants. Le N°1 est cadre supérieur dans une banque. Le N°2 est professeur de physique à l'université et le N°3 se destine vers des études d'histoire de l'art au grand désarroi de ses parents. C'est tout à fait normal car sa grand-mère paternelle, N°3 comme lui, était sculpteur.

3. A propos de « **conscient ou non** » nous allons enfoncer certaines portes dont certaines sont déjà ouvertes et d'autres non.

a. Je suis conscient du fait que mon cancer des bronches est dû aux vingt cigarettes que je fume chaque jour depuis l'âge de dix huit ans. Cela confirme les statistiques montrant les facteurs de risque dans ce genre de pathologie. Mais pourquoi mes voisins, deux vieux frères célibataires, surnommés les « frères taffés » tellement ils fumaient, ne sont-ils pas décédés d'un cancer du fumeur mais l'un de mort naturelle à l'âge de soixante seize ans et l'autre, l'aîné, de chagrin peu après, à l'âge de soixante dix neuf ans ? C'est certainement parce qu'ils n'avaient aucun conflit biologique grave de « dispute dans le territoire ».

b. Pourquoi cette veuve appréhendait la survenue de ses soixante dix ans alors qu'elle était en pleine forme à son soixante neuvième anniversaire ? Parce que sa propre mère est décédée à l'âge de soixante dix ans et qu'elle était en train de « relire inconsciemment » pour son propre compte cette période douloureuse où elle s'est « retrouvée absolument seule ».

c. Une femme a « absolument voulu appeler » sa fille Emilie qui présente aujourd'hui des troubles du comportement. La Sainte Emilie tombe le 22 mai. Or, cette date correspond à celle du décès de la grand-tante de la petite et tante bien aimée de la mère. Cette petite Emilie porte en elle, inconsciemment, la mémoire du deuil de cette aïeule qui a été impossible à faire par sa mère en temps voulu.

d. Un homme décide consciemment de divorcer pour une multitude de bonnes raisons : mésentente sexuelle, mésentente générale, absence totale de points communs, etc. Pour lui et ses amis proches – ce qui concourt à nourrir ses pensées – c'était d'une logique absolue. Après analyse, il s'avère que son âge au moment de sa séparation correspondait à celui qu'avait son père quand il a décidé lui-même de divorcer.

e. Un homme est victime d'un accident du travail qui lui a valu six mois d'arrêt. De violentes douleurs dues à des fractures des vertèbres lombaires l'ont empêché de s'assoire pendant de longs mois. A la lecture d'un certain type de C.B.C.M., cet accident qui aurait pu être mortel –une chute de six mètres – correspondait à une relecture d'un premier épisode, un accident de voiture tout aussi possiblement mortel et qui s'est produit quand il avait quatre ans et demi.

Je pourrais continuer à donner une multitude d'exemples. Il faut se rendre à l'évidence Waston ! Nous sommes habités par de nombreuses mémoires. Des messages conscients et inconscients vont et viennent sans arrêt dans nos circonvolutions cérébrales : un véritable ballet d'opéra qui se danse derrière notre triple rideau méningé ! Et quelquefois, cet opéra n'est pas toujours très comique ! D'où l'intérêt certain, pour qui le désire, d'explorer assez méticuleusement nos greniers méningés afin de prévenir la survenue d'événements désagréables « consciencieusement » contrôlés par notre inconscient, lequel est chargé, pour nous protéger dans un premier temps, de nous cacher les véritables sources de notre mal-être ou de nos ennuis médicaux car mobilisateurs de trop d'efforts physiologiques.

Après toute cette introduction, voici enfin ma définition de l'Analyse Psychosomatique.

« L'Analyse Psychosomatique est une discipline étudiant, en vue de les discerner, les différents liens possibles, circulant consciemment ou non de l'esprit vers le corps, à l'origine d'un mal-être physique ou mental et de déterminer ou d'expliquer les rapports qu'ils entretiennent les uns avec les autres. »

Passons maintenant à un petit exposé qui résumera ma position par rapport à toutes les thérapies présentes sur le marché de la maladie. La Pyramide Psychosomatique d'abord et complétée par le Jeu de Tarot ensuite. Vous remarquerez que l'on joue beaucoup en A.P[56].

---

[56] Le jeu est d'une manière générale très important dans la thérapie. Le docteur Winnicott, psychiatre et psychanalyse anglais faisait intervenir le jeu au cours de ses thérapies. Quelquefois, avant de leur demander de s'allonger sur le divan, il faisait jouer les consultants, même adultes, à toutes sortes de jeux pendant plusieurs séances. Le jeu renvoie inconsciemment à la période où nous étions enfants.

La Pyramide Psychosomatique

Elle traduit le positionnement du Quatuor de l'A.P., Madame la Médecine, Monsieur l'Inconscient, Monsieur le Décodage Biologique et Monsieur le Transgénérationnel. Vous remarquerez que du socle à la pointe, le quatuor de l'A. P. va se positionner dans l'ordre inverse des conceptions classiques. Le transgénérationnel en bas prendra beaucoup plus de place que la médecine en haut où seule la pointe lui est réservée. Suivez le guide, s.v.p.

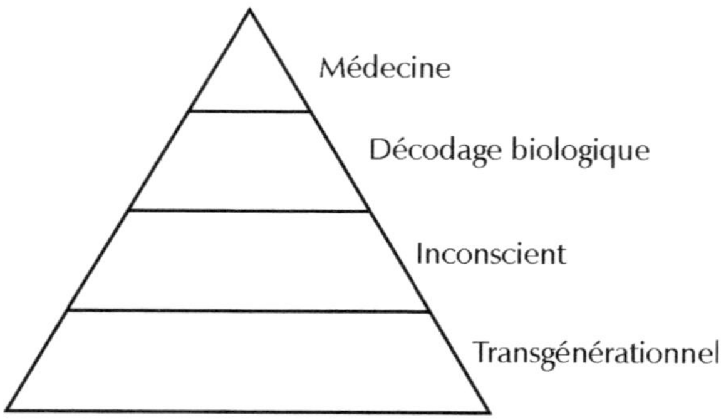

▪ La médecine

Si vous me le permettez, je la situerai au niveau de la pointe de l'édifice : la partie la plus voyante. Celle que l'on observe en premier et de très loin. Comme tous les médecins formés en France – et dans le monde entier d'ailleurs – j'ai appris ce que mes maîtres m'ont enseigné pendant de longues années. Eux-mêmes m'ont transmis ce qu'ils ont appris de leurs propres maîtres quelques décennies plus tôt.

Devant mon « insatisfaction structurelle », j'ai été amené à effectuer des heures supplémentaires du côté des médecines dites parallèles ou alternatives. Ainsi, pendant plusieurs années j'ai fréquenté les bancs d'écoles homéopathiques, de médecine chinoise, d'auriculothérapie, etc.

Aujourd'hui, il me semble que ces thérapeutiques proposées ont un rôle très important à jouer lorsque la maladie est installée. D'ailleurs, nous n'avons l'habitude de consulter un médecin que lorsque certains symptômes sont présents. La prévention, dont tout le monde chante les louanges, ne représente qu'une infime partie de l'activité d'un praticien. Ceci est très logique : à quoi bon consulter si je ne suis pas malade ?

Il me semble que ce domaine devrait être mieux pris en considération à l'avenir ce qui rendrait possible une coopération de tous les acteurs de la santé.

▪ Le décodage biologique

Pour moi, il fait parfaitement le lien entre le corps et l'esprit. J'espère avoir été assez démonstratif tout au long de mon exposé. Un conflit psychologique, produisant une certaine quantité de stress et dépassant certaines limites physiologiques, va être traduit par notre cerveau en langage cellulaire à partir des ressentis présents lors de la confrontation à cette même activité conflictuelle. Les notions de Cycles Biologiques Cellulaires Mémorisés et le Projet/Sens deviennent incontournables. Le seul fait de comparer des dates entre elles, de faire des rapprochements entre ce qui se passe aujourd'hui et l'histoire de la famille pendant que nous étions sagement dans le ventre de notre mère a eu des effets thérapeutiques indéniables pour de nombreux consultants.

▪ La psychologie

A noter tout d'abord que cette discipline pourrait intervenir à tous les étages de la pyramide. D'une part car il existe souvent une dépression d'accompagnement de toute maladie. D'autre part, il n'est pas interdit d'être soutenu psychologiquement dans les cas de maladie installée.

J'entends par ce terme, les théories freudiennes de l'inconscient et du développement de la personnalité ainsi que l'apport de ses successeurs. Personnellement, je distinguerais trois types d'inconscient qui, étroitement liés, composent notre Inconscient Personnel.

- ***L'inconscient individuel pur.***

Un enfant naît et va évoluer avec les nourritures terrestres et affectives présentes au sein de son environnement, son milieu familial. Sa personnalité, son caractère vont se construire progressivement et vers l'âge de six / sept ans, ses défenses psychologiques sont en place, il les utilisera toute sa vie et généralement à son insu. **C'est la formation de l'inconscient individuel pur et spécifique de chacun**.

Il explique certaines différences de comportement entre les membres d'une même fratrie. Chacun possède le sien et s'est développé en fonction d'un certain nombre de points précis. Le grand frère est plutôt obsessionnel, la sœur est plutôt hystérique, le petit dernier est très à l'aise dans la vie, etc. A de très nombreuses reprises, la théorie métapsychologique freudienne classique a permis à certains consultants de comprendre les soubassements de leur problématique physique ou mentale et je l'utilise de plus en plus dans mon arsenal afin de les aider à entrevoir l'existence de leurs défenses, la réalité de leur éducation, de leur développement au sein de leur famille, etc.

- ***L'inconscient familial ou le Co-Inconscient Familial*[57].**

Il explique les liens communs unissant les différents membres d'une même famille.

- ***L'inconscient collectif*[58].**

Il correspond à une sorte de mémoire universelle, collective dont chacun possède une copie inscrite sur les parchemins de ses propres circonvolutions cérébrales. En approfondissant davantage, à mon sens, il en existerait plusieurs niveaux.

Le premier serait d'ordre culturel et il expliquerait qu'un Français est plus attaché à sa baguette de pain, son bon vin et ses 360 fromages. Un Roméo sera ravi de manger des cannellonis, de jouer de la mandoline sous la fenêtre de sa Juliette ou de la draguer en lui parlant avec les mains. Un Africain perdu à Paris sentira des frissons de cet inconscient collectif au moment où il entendra des percussions. Un Américain des U.S.A. sera plus à l'aise avec des bottes de cow-boy plutôt qu'avec des babouches marocaines et il dégustera plus volontiers un hamburger qu'un goulasch, le plat préféré des hongrois.

---

[57] Il a été introduit par J.L. Moreno.

[58] C'est une des idées maîtresses de C.G. Jung.

Le second serait d'ordre religieux. Le blanc est la couleur de deuil des Japonais alors que les Européens adoptent le noir dans ce genre de circonstances. Le samedi est jour de repos chez les Juifs alors que les catholiques préfèrent le dimanche. Chez les Hindous, la vache est sacrée et peut se promener où bon lui semble alors qu'ailleurs elle devient complètement folle avec tout ce que l'on lui fait subir. En Extrême Orient on vénère les ancêtres alors qu'ailleurs on les place dans des hospices et, une fois l'héritage distribué, ils disparaissent progressivement de la mémoire des héritiers.

Le troisième serait ethnique. Il existe certainement un inconscient européen à l'origine de la Communauté Economique Européenne. Les Africains sont réputés pour leur jovialité quand ils n'ont pas faim, sont indemnes du S.I.D.A. ou libres dans un « vrai » pays démocratique. Aux Etats-Unis d'Amérique, l'inconscient « blanc » existe toujours même si tout le monde a signé la déclaration universelle des droits de l'homme.

Et par-dessus toutes ces « subdivisions », il existerait ***un inconscient universel humain*** qui nous pousserait à adopter des attitudes communes en cas de danger pour notre espèce. Une entraide par-ci en Afrique pour aider les populations souffrantes de malnutrition, d'actes de vandalisme ethnique, religieux, politique ou économique. Des sauveteurs européens par-là pour une catastrophe écologique, un tremblement de terre ou un volcan ayant attrapé la coqueluche à l'origine de la disparition de nombreuses vies humaines. Il est particulièrement présent chez les membres d'Amnesty International, chez les Médecins du Monde et Sans Frontières, les homéopathes, les chirurgiens, les anesthésistes, les pharmaciens, tous Sans Frontières également, eh bien d'autres qui me pardonneront de ne pas les avoir mentionnés.

En France je ne peux oublier les œuvres caritatives, les Restos du Cœur et l'Abbé Pierre pour lesquels la souffrance humaine est à combattre malgré le peu de moyens dont ils disposent et dont le principal est constitué par le symbole de l'organe constitué de fibres musculaires qui se contractent régulièrement derrière les côtes en plein milieu de l'hémi-thorax gauche.

Et au-dessus, il existerait encore ***un inconscient universel concernant tous les êtres vivants*** et au minimum : les humains, les animaux et les végétaux. Chez certains humains, il est très développé chez certaines peuplades qui demandent la permission aux arbres avant de les couper ou à la W.W.F car, généralement, « qui aime les bêtes, aime tous les êtres vivants ».

Pour ***l'Inconscient Suprême***, au-dessus du dessus de tous les autres, veuillez repasser dans quelques temps, années ou siècles, car il m'est actuellement impossible de le percevoir avec ma longue vue. Existe-t-il ? Je n'ai point de réponse sûre aujourd'hui.

Une remarque importante, Waston. Hormis l'inconscient individuel pur se développant depuis notre naissance, tous les autres peuvent intéresser la base de notre Pyramide Psychosomatique.

▪ Le Transgénérationnel

C'est le socle de la pyramide. En d'autres termes, je situerai à ce niveau, le semi des graines-maladies, l'origine théorique de la plupart des maladies. Sans socle, point de pointe ! C'est en lisant notre fameux livre transgénérationnel que nous voyons comment s'est développée cette graine pour aboutir, aujourd'hui, aux éclosions d'un certain nombre de nos fruits-fleurs-ennuis-réussites-bonheur.

Une des manières de les cueillir pour les admirer ou les croquer à belles dents est de ne pas trop attendre pour la cueillette. Sinon, dans un certain nombre de cas, les couleurs passent, les pétales se flétrissent, les fruits sont pris d'assaut par des insectes nettoyeurs. La sève, propulsée de plus en plus timidement du cœur de la tige ou du tronc, s'appauvrit jusqu'à la panne sèche. Et tout se dessèche paradoxalement malgré la présence d'une trop grande quantité de fluide conflictuel ! Un peu comme dans la Murray River, en Australie, où l'on peut voir de grands arbres, secs, sans feuilles et sans fruits mais complètement noyés dans l'eau.

J'ai de plus en plus la nette impression que la qualité du fluide conflictuel se dégrade dans le temps. Au début, la graine-conflit en raffole car il faut bien qu'un jour le stress associé puisse être évacué sous forme de fleur ou de fruit. Alors elle germe et commence à pousser. Mais à la floraison, le liquide conflictuel se transforme en véritable poison dont la fabrication nécessite une grande consommation d'énergie. Toute cette énergie pour alimenter un tronc sec ! C'est la physiologie biologique même si elle ne paraît pas très logique.

Ainsi, c'est par un incessant va-et-vient entre tous les étages de cet édifice que nous allons tenter de lui apporter un peu plus de lumière et de l'éclairer de tous ses feux comme la pyramide en verre du musée du Louvre un soir d'été. A la lumière, nous ajouterons les paroles émises lors de nos entretiens. Ainsi, aura-t-il de meilleurs ustensiles pour diminuer le niveau de son fluide conflictuel et ne pas être en retard pour la cueillette. Et figurez-vous qu'un des meilleurs moyens d'y arriver est le jeu de tarot.

▪ Le Jeu de Tarot[59]

Vous jouez au cartes, Waston ? Voici un jeu de carte, un jeu de tarot exactement. J'ai beaucoup joué aux cartes pendant mes études, vous savez ! Poker, belote simple ou coinchée[60] et avec une nette préférence pour le tarot. Des nuits et des nuits avec les collègues. Pour moi, un bon psychosomaticien devrait parfaitement maîtriser ce jeu, non pas pour briller le samedi soir dans une ambiance enfumée mais. . . écoutez bien cette tirade Waston !

Quand la maladie joue au tarot avec son malade, il sait qu'elle ne trichera jamais. Dans certains cas, avec ses propres connaissances sur le sujet, ses informations ou ce qui est communément admis, le malade croit – ou il pense croire – que la partie est plus ou moins perdue d'avance sur le tapis vert de l'espoir. Mais ce qu'il ne sait pas, c'est qu'il peut, jusqu'au dernier moment, prendre la main sur sa partenaire et renverser le jeu.

En effet, dans ses mains, au milieu de toutes les cartes habituelles, entre les 2 ou les 6 ou les 10 ou les figures, se cachent des cartes maîtresses, les atouts. Quand bon lui semblera, il pourra les balancer pour couper et prendre le pli. Ou bien, s'il le désire, il

---

[59] Les cartes du tarot sont composées d'une part, de cartes habituelles et dans un ordre de valeurs croissantes : du 1 jusqu'au 10 puis des figures, le valet, le cavalier, la dame et le roi, le plus fort. D'autre part, il existe des « oudlers » ou atouts, du plus petit, le 1 appelé également le « petit » au 21 le plus fort. Ces derniers sont maîtres lorsqu'ils sont joués et ils font remporter le pli.

[60] Belote bridgée.

attendra simplement un moment plus propice et les gardera à l'intérieur de lui-même.

En aucun cas, nous ne pourrons jouer à sa place. Lui seul est responsable de son jeu – JE – et lui seul est habilité à découvrir telle ou telle carte en fonction de ses intimes convictions.

Eh bien vous comprendrez que notre rôle est tout simplement de lui apprendre la technique de la pose des atouts afin qu'il puisse jouer sur son nouveau tapis. Pas le vert du stationnement car l'espoir ne fera jamais avancer les choses, mais le rouge, celui de la passion, le violet, celui de la subtilité et l'orange, celui de la guérison. La partie étant rude, le tapis doit être à la hauteur, c'est-à-dire haut en couleur et violent !

A propos d'atouts vous savez qu'au tarot il en existe 21 et de trois sortes :

- Les classicatouts, du N° 21 au N° 15, ce sont les plus forts.
- Les alternatifatouts, du N° 14 au N° 8. Ils sont qualifiés de doux, légers ou light.
- Les psychopatouts, du N° 7 au plus petit, le N°1 qui est aussi appelé « le petit ». Ils sont qualifiés de subtils, vaporeux ou insignifiants.

Avec les classicatouts et le 21 notamment, on est absolument sûr et certain de remporter le pli. Une tumeur comprimant des organes vitaux sera confiée au maître de cet atout, le chirurgien en personne. Avec les autres classicatouts, un bon traitement médicamenteux peut grandement aider notre joueur.

Pour les alternatifatouts, une écoute homéopathique, quelques granules, une petite séance d'acupuncture, un drainage phytothérapique peuvent également, en temps utile, aider notre joueur.

En ce qui concerne les psychopatouts, les avis sont très partagés. Certains ne voient que par eux, d'autres les ignorent complètement. Mais une chose est sûre, lorsque le joueur mène le petit jusqu'au bout, il encaisse la prime de 10 points. Quelque fois ce dernier pli remporté grâce au « petit », peut revêtir une importance capitale dans le décompte final. Et il n'est pas rare, croyez en mon expérience, que la victoire ne se joue souvent qu'avec le plus subtil, le plus vaporeux, le plus insignifiant des 21 atouts.

- ***Le souffleur d'atouts***

Le véritable gastro-entérologue des boyaux de la tête n'est simplement qu'un souffleur d'atouts ! Il doit aider le joueur, et dans la mesure du possible, afin que ce dernier puisse les dévoiler au moment le plus opportun et mener son petit protégé jusqu'au bout, pas le bout sombre et froid du tunnel, non ! Celui où la lumière va se diviser en mille lumières sur les gouttelettes d'eau salée qui sourdent des paupières, après un bon spectacle de Coluche ou un film où, à côté du pop-corn, sont vendues des serpillières pour les gens qui ont facilement la larme à l'œil.

Quelquefois, ces atouts, nous les « confierons à leur cerveau » sous forme de remarques qui pourront donner un certain sens à leur pathologie, une sorte d'aiguillage dans leurs réseaux méningés.

D'autres fois, il nous arrivera de « taper dans le mille », c'est-à-dire que nous les aiderons à effectuer des liens certains entre leur(s) symptôme(s) et des événements précis de leur vie. En aucun cas, nous ne détenons La Vérité mais, peut-être seulement une bribe, comme le repérage d'un bout du fil de la pelote de laine qu'est leur vie. Et c'est à eux seuls à prendre la décision de tirer dessus pour défaire les nœuds ou plus exactement certains nœuds à l'origine de leurs problèmes de santé physique ou mentale.

Enfin, et cela arrive, nos atouts-déductifs de « haute voltige biologique » n'auront strictement aucun effet. Cela ne voudra pas dire obligatoirement que nous nous sommes trompés. L'expérience m'a montré qu'il existe plusieurs niveaux de compréhension des activités conflictuelles ; ce niveau dépend généralement du degré du propre développement personnel de l'individu. Cela n'a rien à voir avec l'intelligence, bien sûr. Exemples :

Il m'est arrivé de constater que le simple fait d'aborder leur pathologie sous un angle des plus basiques du décodage biologique a pu avoir des conséquences bénéfiques au-delà de toute logique thérapeutique. J'ai vu des enfants s'améliorer grandement après une ou deux consultations. Des marqueurs tumoraux descendre en flèche au bout de quelques consultations dans le cas d'un rapprochement psychosomatique entre « une grosse crasse » impossible à digérer et une tumeur confortablement installée au beau milieu des villosités intestinales d'un grand personnage du monde de la finance, alors que la chimiothérapie, instituée depuis quelques mois, semblait inefficace. Nous voyons encore une fois, ici et entre nous, que la collaboration entre les différents acteurs de la santé est tout à fait souhaitable pour le plus grand bien de tout le monde : le ou la malade et sa famille, le médecin de famille, le médecin spécialiste et, bien entendu, le psychosomaticien de service.

Pour comprendre certains cas, j'ai dû monter mon niveau d'interprétation d'un cran en dopant mes neurones de la Réflexion Neuronale à l'aide des carburants préférés des mammifères que nous sommes, le symbolique et l'imaginaire. Sans l'Analyse Psychosomatique, je n'aurais pas pu aider une jeune femme, enceinte d'un mois et en pleine dépression, si je n'avais pas fait un rapprochement entre ce qu'elle vivait à ce moment-là et le décès de sa grand-mère à la suite d'un cancer de l'utérus alors que cette future consultante venait tout juste d'être conçue par ses parents. A sa naissance, ils lui ont donné, logiquement, en second prénom celui de cette grand-mère et, également en prime et inconsciemment, la mission de la représenter afin qu'elle reste toujours vivante à leurs yeux. Le fait d'être enceinte a réveillé en elle une mémoire double. La première, biologique, correspondait à une activité conflictuelle familiale en rapport avec l'organe de la portance des enfants, l'utérus. La seconde, plus psychologique et émotionnelle, rappelait le drame familial du décès de la grand-mère au moment où la mère attendait notre consultante, le Projet/Sens.

Il m'est aussi arrivé de prendre l'ascenseur et de monter à des étages beaucoup plus élevés que la plus haute des tours érigées pour abriter les sièges sociaux des grandes compagnies de la planète. C'est apparemment pour une minorité de cas – et c'est tout un monde, les hautes sphères, vous savez ! Jamais, de mon propre chef, je n'aurais osé appuyer sur le bouton pour un décollage et une ascension de cette envergure. Moi qui aime bien avoir les pieds sur terre, pour aider mon interlocuteur, je devais chevaucher les arcs-en-ciel pour me positionner à son niveau. D'ailleurs, même lui ne savait pas où il était exactement car, inconsciemment, il trouvait tout à fait normal de faire la sieste, à l'aise, sur son hamac tendu entre deux nuages de la voûte céleste. La maîtrise du vertige cosmo-psychosomato-stratosphérique est indispensable.

Vous comprendrez maintenant que la pratique de l'A.P. est axée dans deux directions principales, la gestion de la situation actuelle et la prévention.

- ***La gestion de la situation actuelle***

Quand nous sommes « atteints » d'une maladie, nous pouvons être dirigées schématiquement par trois forces en fonction de nos convictions intimes et de notre sensibilité.

Force N°1, la plus courante : je vais consulter mon médecin et je me laisse guider pour la pose du diagnostic, les examens complémentaires, l'institution du traitement et du suivi thérapeutique.

Force N°2, de plus en plus courante : je vais voir mon médecin pour un suivi médical mais il me semble qu'un petit détour par le cabinet d'un psychosomaticien serait le bienvenu.

Force N°3, très peu courante. Je vais – ou non – voir mon médecin et je pense fermement que ce sont certainement les méninges qui sont concernées. Et pour cela, j'entame une thérapie.

Pour ma part, mon attitude est – et j'espère qu'elle sera entendue formellement de cette manière –, d'une clarté, d'une limpidité et d'une transparence équivalant à celles d'une bonne eau de vie de poire. Je ne suis qu'un simple souffleur d'atouts et non pas un croupier formé pour faire gagner mon casino le plus discrètement et subtilement possible. Le meilleur des thérapeutes est celui qui conseille à son consultant la bonne technique au bon moment. Je vous renvoie au paragraphe du jeu de tarot.

Il serait regrettable d'opter pour une force N°3 et de disparaître prématurément. La force N°1 est tout à fait « normale » et elle peut suffire dans de nombreux cas. Pourquoi « se casser la tête » si le traitement est bon et permet de retrouver sa santé de cette manière ? La force N°2 me plaît beaucoup personnellement et c'est d'ailleurs celle qui a été adoptée dans la majorité des cas que j'ai eu à traiter ou, plus exactement, à élucider. On fait chauffer le liquide céphalo-rachidien du consultant à feu doux, moyen ou fort en fonction des cas pendant que le médicament ou le chirurgien pétrit la « pâte cellulaire » « responsable » des troubles. A de nombreuses reprises, j'ai fermement insisté auprès de certains consultants, notamment ceux qui avaient opté pour une force N°3, afin de consulter rapidement le « boulanger pétrisseur cellulaire » de service. Dans d'autres cas, cette attitude a été respectée car elle ne mettait pas la vie ou l'équilibre du patient en jeu.

Passons à un des points des plus important en Analyse Psychosomatique : la prise de conscience par la « Technique Meunière » ou Evidenciation[61].

- ***La « Technique Meunière » ou « Evidenciation »***

Je préfère nettement mimer la prise de conscience. En conférence ou au cours des séminaires que j'anime[62], les gens la comprennent facilement de visu mais je vais essayer de la décrire avec des mots et plus particulièrement avec le terme « d'évidenciation », complètement inconnu dans la langue française et dont la définition serait la suivante.

« Evidenciation », nom féminin, de « évidence », qui s'impose à l'esprit, d'une certitude absolue. Terme spécifique de l'Analyse Psychosomatique décrivant le déroulement déductif psychologique intérieur à l'origine d'une certitude absolue qui s'impose à l'esprit, instantanément ou à plus ou moins court terme, à la suite du cheminement personnel de l'individu aidé ou non par un « évidenciateur » ou « souffleur d'atouts ».

Et là, la boucle est bouclée si on revient sur la définition de l'A.P. vu précédemment. Quels sont les liens conscients ou non entre d'une part, ma maladie, et d'autre part les différents événements vécus de ma vie et les ressentis associés ainsi que leurs rapports les uns par rapport aux autres ?

En homéopathie j'ai appris que l'homme et son remède sont des diamants à mille facettes. Avec l'A.P. c'est la même chose. Je vous avais dit à propos de la Jarre Psychosomatique que nous

---

[61] « Evidenciation » vient du verbe « évidencier » inventé par un consultant décédé. En sa mémoire, je l'appelle la « Technique Meunière ».

[62] Vous pouvez en obtenir le planning en écrivant à l'éditeur.

possédions tous une sorte de « jarrothèque ». Ici, nous placerons les débats autour d'une seule jarre précise. Dans un premier temps, il est nécessaire de différencier les jarres et de les analyser une à une. Donc, dans un souci d'efficacité, ne sera vu qu'un des aspects ou qu'une des facettes du diamant que nous sommes : une seule maladie avec son unique jarre correspondante.

L' « évidenciation » peut être comparée à un consultant faisant son marché pour s'approvisionner en fruits et légumes. Le consultant est en face du « marchand-évidenciateur » et les victuailles sont placées entre eux deux. Contrairement au marché habituel, ici, la particularité réside dans le fait que c'est le marchand qui conseille et propose une pomme de discorde par-ci, un navet par-là, des fraises à sucrer par-ci, une bonne poire par-là ou une tomate à balancer, etc. Et le consultant ne les prend que s'il le veut, jamais l' « évidenciateur » ne le forcera à prendre des choux pour en faire une soupe ou des raisins qui sèmeront la colère.

La maladie peut être également vue comme le puzzle d'un beau paysage. L' « évidenciation » est la pose progressive des pièces, une reconstitution biologique, psychologique, médicale et transgénérationnelle de notre histoire. Une fois posée la dernière pièce, le paysage apparaît dans toute sa splendeur et la prise de conscience peut avoir lieu tout de suite, plus tard ou . . . jamais !

Et « prise de conscience » pourrait vouloir dire : « Ca y est, j'ai compris » ou « Bon sang ! Mais c'est bien sûr ! » ou « Je m'en doutais mais je ne le voyais pas aussi clairement » ou « Elle est bonne celle là. Tous mes ennuis à cause de mon arrière arrière-grand-père ! » Pour cette dernière réflexion, une autre phrase-clé du décodage biologique s'il vous plaît.

« Pour l'A.P. et la paix des esprits, il n'y a ni victime, ni coupable, il n'y a que les lois et les règles du fonctionnement biologique de notre cerveau. »

Il ne l'a pas fait exprès, l'aïeul !

Dans toutes les histoires où la graine-maladie a été semée au niveau du Transgénérationnel ou au niveau de la période du Projet/Sens, ce n'est pas le hasard mais uniquement le jeu des F.F.I. qui donne le ton de la mélodie que les descendants se voient inconsciemment contraints à fredonner.

Croyez-vous que la grand-mère maternelle et la mère de Madame Desgosses aient voulu consciemment la stérilité de leur fille et petite fille ? Cette dernière ne demande qu'à être une heureuse mère avec un époux débarrassé également de contraintes psychologiques

Croyez-vous que le père de Monsieur Labourse ait voulu consciemment lui faire porter le deuil de sa sœur et se soit réjoui de l'apparition d'un cancer du « gesticule » chez son fils ? S'il avait su, il l'aurait fait le deuil de sa sœur !

Croyez-vous que Monsieur Play-Boy soit vraiment heureux de porter tous ces deuils familiaux inconscients qu'« on lui a demandé » de ramasser au pied de son arbre généalogique ? Non, Monsieur Play-Boy peut vivre et comme il se doit, une vraie vie de vrai Play-Boy en ôtant le fragile manteau de cristal taillé sur mesure par ses parents avec la complicité certaine d'autres personnes et qu'il n'a jamais osé poser ou faire éclater comme un oiseau sortant de sa coquille !

Croyez-vous que Madame Ulcère de la Mare joue de cette manière avec l'eau pour le plus grand plaisir de son aïeule ? Comme vous et moi, elle préférerait les bienfaits d'une bonne petite baignade en rivière ou dans la Méditerranée en jouant avec ses gosses et en les aspergeant de l'élément fondamental de la seconde dimension archaïque.

Croyez-vous que les parents de Monsieur Panique Abord aient volontairement « programmé » ces états de panique pendant la période de Projet-Sens ? Bien sûr que non, Waston ! Comme tous les parents, ils veulent le bonheur de tous leurs enfants.

Croyez-vous que Madame Contact soit satisfaite de l'apparition sur le visage de son bébé d'un eczéma qui correspond à la traduction cellulaire logique de ses multiples ressentis conflictuels de séparations représentant la « crème dermato-biologique » de son histoire ? Non, car toutes les mamans désirent faire beaucoup de bisous sur les surfaces nettes pleines de tendresse et de moelleux caractéristiques d'une peau lisse de bébé que l'on aime à caresser, poupougner[63], etc.

---

[63] Je ne connais pas la définition exacte de ce verbe mais tous les parents doivent, théoriquement, me comprendre.

Croyez-vous que Monsieur Laplace gère parfaitement la situation causée par un conflit de marquage de territoire tout à fait particulier « programmé » inconsciemment par sa mère et relayée tout aussi inconsciemment par sa sœur et son frère ? C'est l' « évidenciation » de son Projet/Sens qui a déterminé une diminution de ses saignements.

Pour les graines semées plus tard, après leur naissance, c'est le jeu des mécanismes biologiques qui donne le LA. Et les individus, Sujets réduits à l'état de simples Objets, deviennent, malgré eux, de simples exécutants de la symphonie orchestrée biologiquement par leur cerveau. Et en avant la musique !

C'est pour cette « crasse » indigeste, concernant sa réserve d'argent frais, que Monsieur Bonne Poire a eu son cancer du cæcum. S'il avait eu à faire à des partenaires honnêtes, jamais il aurait pris rendez-vous chez le chirurgien digestif !

C'est parce que sa fille a raté son examen que Madame Lanote a développé un lymphome des amygdales et des végétations adénoïdes. Elle a pris sur elle tout le sentiment de la dévalorisation familiale. Si cette dévalorisation n'existait pas et si sa fille avait réussi, jamais elle n'aurait goûté à la chimiothérapie !

C'est pour des ressentis combinant ceux de Monsieur Bonne Poire et ceux de Madame Lanote que Monsieur Duplacement Immobilier a développé un lymphome digestif : dévalorisation spécifique dans un contexte de conflit indigeste. Le tout est parfaitement expliqué par un rendement diminué à la suite des « affaires sentimentales ». Sans ses galères de cœur, il aurait crevé le plafond de ses objectifs, toujours croissants, dictés en début d'année par son chef et jamais il n'aurait eu les faveurs des coiffeurs-visagistes spécialisés dans les perruques et les postiches.

C'est à la suite d'un conflit de marquage de territoire que Mademoiselle Binôme s'est plainte de cystite. Si sa collègue avait été correcte, pourquoi voudriez-vous que son cerveau lui fasse bénéficier de toute sa dextérité physiologique pour lui faire fréquenter assidûment les toilettes de l'université de biologie – animale de surcroît ?

C'est à la suite d'un sentiment de dévalorisation profonde et une concurrence entre lui et son frère pour avoir les faveurs maternelles que Monsieur Lombaire vit depuis de nombreuses années avec des douleurs lombaires invalidantes. Et pour ce type de dévalorisation depuis l'enfance, rappelez-vous une chose capitale Waston : le rejet ressenti est indélébile et le Sujet – l'Objet devrais-je dire – est mené par le bout de son nez vers les terres de la dévalorisation et ses vaines tentatives de revalorisation. C'est comme pour la considération affective ou professionnelle : si on n'a pas été considéré en tant qu'enfant, celle-ci ne viendra que de notre propre chef et jamais de celui des parents – sauf rares exceptions. La considération, Môssieur, si on ne nous la donne pas, eh bien on se la donne soi-même et on se l'approprie sans faire attention, ni à droite, ni à gauche, ni au-dessus, ni au-dessous et ni sur les côtés !

Ainsi, c'est uniquement l'augmentation rapide des prix du pétrole qui a poussé les patrons-routiers à faire le blocus des dépôts de carburant. Avant de faire un ulcère de l'estomac, ils ont préféré paralyser la circulation par une sécheresse des réservoirs au grand bonheur des asthmatiques citadins.

Ce n'était pas le cas de Madame Ulcère et de Monsieur Electroménager. Leur ulcère, ils l'ont fait à la suite d'un ressenti en rapport avec un danger imminent dans leur territoire respectif : la gestion du stock pour le second et la pratique de la peinture et de la sculpture pour la première.

C'est à la suite d'une intense activité conflictuelle où il était question de « Je ne dois pas parler sous peine de sanctions » que Madame Bouclier s'est préchauffée pour un volumineux goitre thyroïdien. Mais si le directeur du pensionnat avait été très correct, prévenant pour tous ses élèves, animé par des sentiments aussi catholiques que sa religion lui a conseillés, elle n'en serait pas à se demander tous les jours quel pull à col roulé elle aimerait porter pour dissimuler les traces biologiques d'un secret à garder coûte que coûte.

Pour Madame Latête, ces migraines installées depuis l'adolescence ne sont que le reflet biologique d'un ressenti uniquement subjectif de dévalorisation psychique, intellectuelle. Elle a prouvé qu'elle était capable de très bien faire et, malgré cela, elle s'est culpabilisée à cause de la mort de son père, ce qui a « vissé » sa pathologie pour de nombreuses années. C'est l' « évidenciation », pratiquée chez le garagiste-psychosomaticien, qui lui a permis de trouver la clé de 20[64] pour la déboulonner.

C'est pour les conséquences judiciaires d'un divorce difficile que Monsieur Dispute est venu avec une jarre appelée « cancer du poumon », des bronches plus exactement. Le cerveau ne connaît pas les mots divorce, guerre, Intifada, engueulade entre deux voisins pour une histoire de terrain. Tous ces vocables, il les traduit par « dispute dans le territoire » et il les gère par des manifestations bronchiques plus ou moins étendues en fonction de l'intensité de la lutte pour mieux respirer. La cigarette n'étant qu'une Taxe à la Valeur Ajoutée à ce type de conflit. Si le divorce avait été dédramatisé par l'adoption d'une attitude civilisée chez deux êtres qui ne peuvent plus cohabiter ensemble, jamais Monsieur Dispute ne serait allé voir le chirurgien spécialiste des vergers plantés d'arbres bronchiques.

Pour Madame Lavie, son cancer du sein n'a été que la traduction biologique d'un état de grande préoccupation pour l'avenir de son fils qui a rompu ses fiançailles. Adieu le plaisir d'être grand-mère et de garder le petit pendant que les parents travaillent. Si son fils avait été plus sérieux dans ses choix amoureux, tous les après-midi ensoleillés, notre consultante serait certainement allée dans un square, avec un goûter dans un sac, surveiller de très près les allers et venues de son petit-enfant sur son vélo avec les petites roues stabilisatrices, plutôt que de fréquenter le centre anticancéreux où les roues stabilisatrices ne servent qu'aux malades en fauteuil roulant.

C'est à la suite du départ de ses enfants chez leur père que des coliques néphrétiques récidivantes se sont installées, à sa plus grande désapprobation, chez Madame Coline Phrénétique. Et c'est ce ressenti « de tout avoir perdu, d'être confrontée au néant » qui a guidé le cerveau pour déterminer quel organe serait le plus apte pour métaboliser ce sentiment. Il ne s'est pas trompé dans son choix. Il n'a pas hésité une seule seconde devant les ondes stressogrammiques qu'il enregistrait et qu'il surveillait de très près. Un jour, après mûre réflexion, il a convoqué les canaux collecteurs

---

64 En symbolique des nombres, le 20 correspond à la dévalorisation, à la reconnaissance.

du rein et leur a demandé de gérer biologiquement le conflit qui noyait tous les circuits neuronaux..

Comme pour Monsieur Lombaire, c'est un ressenti de dévalorisation générale depuis l'enfance qui a poussé Monsieur Cher Ami à consulter un rhumatologue. Il n'a jamais été considéré par ses parents. C'est à lui de se l'évidencier et de « faire avec ».

Toujours dans la famille « dévalorisation », je voudrais Monsieur Du Piano. Pourquoi ce monsieur ne pouvait-il plus jouer les valses de Chopin ? Eh bien tout simplement pour avoir possédé à l'intérieur de lui-même un ressenti de dévalorisation par rapport à ses deux parents. Et pourquoi, enfant, a-t-il développé une hépatite virale ? A cause d'un conflit de rancœur dans le territoire. C'est aussi simple que cela, Waston. C'est toujours pareil : la solution biologique à une activité conflictuelle ayant dépassé un certain seuil physiologique de tolérance propre à chacun.

Dans la famille de la Mémoire Cyclique Musicale liée à l'octave du clan des Cycles Biologiques Cellulaires Mémorisés, tous les consultants « ont relu » inconsciemment et à des dates précises des ressentis programmés dans leur passé respectif. Et c'est à ce niveau de lecture que nous avons pu être de bons « évidenciateurs » !

Je pense qu'à la suite de ce passage en revue de toute notre famille psychosomatique adorée, le terme « évidencier » et ses dérivés seront parfaitement compris. Voyons maintenant, « l'après-évidenciation » si je peux me permettre de le formuler ainsi.

- ***« L'après évidenciation », un accès possible à la prise de conscience et au lâcher-prise***

Que peut-il se passer après avoir posé la dernière pièce du puzzle[65] ? J'ai remarqué que les consultants pouvaient opter inconsciemment pour deux comportements différents dont va dépendre grandement le degré de prise de conscience et déterminer le niveau du lâcher-prise indispensable pour informer notre cerveau que nous ne désirons plus, à partir de maintenant, métaboliser nos ressentis de la manière archaïco-biologique. En gros on pourrait lui sortir la tirade suivante : « j'en ai marre de

[65] Certains patients n'attendent pas de poser toutes les pièces pour lâcher leur activité conflictuelle !

galérer avec ma maladie. J'ai compris, j'ai pris conscience des tenants et aboutissants. Je te remercie beaucoup pour tout ce que tu as fait pour nous permettre de rester en vie malgré la tempête sous mon crâne dégarni à force de me creuser la tête mais, à partir de maintenant, je n'en ai plus besoin. Il serait bon de prévoir rapidement l'enclenchement des processus de réparation. Merci, salut et bon courage. Et pas à la prochaine ! »

Pour bien comprendre ce passage, il faut savoir une chose que vous savez déjà mais qu'il est opportun de rappeler. La maladie n'est que la matérialisation biologique d'un ressenti concomitant d'une activité conflictuelle inconsciente, le plus souvent. En pratique, cela veut tout simplement dire que la maladie sera installée tant que durera mon activité conflictuelle.

Elle peut s'arrêter toute seule car le conflit a été résolu consciemment ou inconsciemment d'une manière pratique le plus souvent. Exemples :

Je me suis encore disputé violemment avec mon voisin pour une simple histoire de clôture mais, après discussion et comme nous ne sommes pas débiles au point de faire intervenir les avocats, nous sommes convenus d'une solution équitable pour les deux partis et nous avons trinqué en bons voisins qui devront se supporter pendant de longues années. Depuis notre cessez-le-feu, je ne fais plus de bronchites.

Les fameuses micro-calcifications que l'on détecte à la mammographie de dépistage ne seraient, en fait, que des résolutions anciennes de conflits de nid passés complètement inaperçus.

Voici maintenant les deux types schématiques de comportement adopté par le consultant admirant son puzzle entièrement reconstitué, c'est-à-dire en phase d'après évidenciation.

Comportement N°1 : « C'est évident de chez « Je ne me trompe plus », je prends l'information et je l'utilise soit tout de suite ou un peu plus tard, une fois que les neurones se seront rangés à leur bonne place. » Enfin, il accède à l'état de Sujet. Finalement, l'évidenciation n'est qu'une simple technique qui aide le consultant à passer du stade Objet à celui de Sujet. Et Sujet veut simplement dire prendre ses propres responsabilités en face de son histoire. Peut suivre, rapidement ou avec une période de latence, un lâcher-prise qui veut simplement dire « Cela ne m'appartient pas – ou plus – et je ne vais ni continuer ma vie avec ces F.F.I. ni à vivre dans cet état là. »

Quelquefois, un complément de technique thérapeutique sera nécessaire pour guider et aider ce nouveau Sujet à sortir de sa coquille faite à partir des feuilles calcifiées tombées de son arbre il y a un certain nombre de décennies. Ces techniques sont réservées aux thérapeutes et, pardonnez-moi, Waston si je ne peux les exposer dans cet ouvrage.

Mais je voudrais vous parler d'une question qui revient régulièrement au cours de la thérapie et surtout après l'évidenciation car ce qui paraît être clair pour le thérapeute ne l'est pas obligatoirement pour « l'Apprenti-Sujet » : « Et qu'est-ce que je fais maintenant avec tout cela ? » Elle résume à elle seule le comportement N°2.

Comportement N°2 : « C'est **apparemment** évident de chez « Je n'en suis pas vraiment sûr ». Et en face de ce genre de remarque, j'ai remarqué trois attitudes différentes – cela ne veut pas dire qu'il n'en existe pas d'autres !

<u>Attitude N°1</u> : le travail d' « évidenciation » ne porte pas ses fruits car il a été insuffisant. On recommence tout depuis le début et le consultant dirige la consultation c'est-à-dire qu'il raconte tout ce qu'il a – ou n'a pas – vraiment compris. C'est une sorte de manœuvre de remise à niveau. Quelquefois, je suis vraiment surpris de leur exposé. Rappelez-vous, Waston, que certains consultants ne comprennent que ce qu'ils veulent comprendre. Et oui, les défenses, toujours les défenses qu'il faut apprendre à respecter.

La définition d'une bonne défense est la suivante. Une bonne défense est celle qui permet à l'individu de se défendre correctement en face de ses ressentis. Elle doit être suffisamment solide pour le protéger et suffisamment souple pour pouvoir le faire évoluer.

C'est la thématique du chêne et du roseau que je me suis permis de revisiter. Devant un fort coup de vent, le chêne peut se déraciner, le roseau se plie en quatre et rigole. Mais devant une inondation, le roseau se noie tandis qu'à son tour, le chêne pouffe de rire en agitant ses branches d'où tombent quelques glands à l'origine de magnifiques ronds dans l'eau. Il est trempé mais il rigole.

Eh bien une bonne défense devrait appartenir à une nouvelle espèce d'arbre, le roseauchêne, très rare à l'état naturel ! Une défense « en béton armé » est apparemment très solide mais les Japonais ou les Californiens ne l'utilisent jamais pour leurs constructions antisismiques. Ils préfèrent, et de loin, les ossatures et les charpentes en bois. D'ailleurs chez eux, l'utilisation du béton est rigoureusement interdite.

Pour résumer, on reprend tout et on recommence avec les précautions d'usage devant quelqu'un qui veut continuer ce type de chemin déjà débroussaillé.

Attitude N°2, l' « évidenciation » est difficultueuse du genre : « C'est peut-être juste mais je ne comprends pas bien de chez « qu'est ce que je fais ici ? ». Cela arrive de temps en temps. Il s'agit de quelqu'un qui désire consciemment faire un certain chemin pour mieux se comprendre mais qui, au fond, c'est-à-dire inconsciemment, ne désire pas avancer pour des raisons que seul son cerveau peut honorablement défendre devant de hautes juridictions auxquelles je n'appartiens vraisemblablement pas. Inutile de dire que dans ces conditions la thérapie est vite écourtée.

Attitude N°3 : elle correspond à une consultation des plus courtes qu'il soit ou des plus difficiles que j'aie eu à donner. Mon premier certificat de psychiatrie a vu, par rapport à la question posée, à savoir la classification des différentes catégories des malades présentant un retard mental en fonction des Q.I.[66], la remarque suivante faite par mon professeur de psychiatrie : « Hors sujet » ! Normal, je ne l'avais pas bien mémorisée ou mal vue sur la copie de mon voisin qui était également « hors sujet ».

Ici, la personne s'est visiblement trompée de crémerie.

---

[66] Le Quotient Intellectuel correspond au rapport entre l'âge mental, mesuré par un ensemble de tests, et l'âge réel de l'individu, le tout multiplié par cent. C'est une sorte de mesure de l'intelligence.

Pour illustrer mon propos au sujet de ces deux types de comportements, et des trois attitudes que je constate régulièrement, je voudrais vous donner quelques exemples frappants dans tous les sens du terme.

Comportement N°1 : c'est évident de « Je vais lâcher » ou « j'ai besoin de votre éclairage pour pouvoir lâcher. » C'est le cas idéal pour l'A.P. et il se rencontre de plus en plus souvent.

C'est l'histoire de Mademoiselle Binôme qui a « fusillé » ses cystites à répétition. Dès la première consultation elle a intégré les ressentis de base et elle en a détecté de nombreux au cours de sa vie. Actuellement et après plusieurs mois, sa vessie est au régime sans stress alors qu'elle était sans cesse sur le qui-vive.

Un monsieur est venu pour un cancer de la prostate traité médicalement. Deux mois et demi plus tard correspondant à sept consultations, il m'apprend que ses marqueurs sont redescendus à la normale au plus grand étonnement de son urologue qui lui avait prédit une thérapeutique qui se déroulerait sur plus d'une année. C'était un champion de la jarre et il était très fier de l'avoir vidée et de pratiquer la technique préventive que je lui avais enseignée lors de nos dernières entrevues.

Une dame atteinte d'une sclérose en plaques me demande la marche à suivre pour la pratique d'une bonne évidenciation. Je lui dis, entre autres choses, qu'il faut faire une petite enquête au niveau du Projet/Sens et de son arbre généalogique et que la fréquence idéale des consultations, au moins au début, serait, si cela était possible, d'une séance par semaine. Voici sa réponse : « Dites-moi les conflits biologiques et les ressentis pouvant être à l'origine de ma sclérose ainsi que la marche à suivre pour mon enquête familiale. Prenons rendez-vous tout de suite et planifions les consultations pour le mois si vous le voulez bien. » C'est le langage typique de quelqu'un qui s'engage dans la thérapie, du moins dans un premier temps.

Comportement N°2, attitude N°1. « Je n'ai pas bien tout compris ou je ne peux pax lâcher et je voudrais « redoubler » de chez « je pense que cela peut être dû à mes défenses ». C'est le cas le plus fréquent en pratique et c'est également l'histoire de nombreux membres de notre famille psychosomatique notamment celle de

Monsieur Lombaire qui, malgré une faible diminution de ses douleurs, a insisté pour continuer sa thérapie. Pour lui, nous avons été obligés de monter de plusieurs étages dans l'édifice de sa personnalité pour pouvoir mettre le doigt sur le bon bouton de son ascenseur méningé et atterrir sur le bon niveau où se cachait une subtilité intervenant grandement sur la source de ses conflits

Dans de nombreux cas, ces consultants se retrouvent dans la catégorie Comportement N°1.

Comportement N°2, attitude N°2. « Je viens pour travailler de chez « Je ne veux pas travailler car mes défenses sont trop rigides » ou de chez « Je ne suis pas vraiment prêt même si j'en ai l'air ». Je ne vois ces patients qu'une seule fois en général.

Une dame vient pour comprendre et aider sa fille atteinte d'une myopathie de Duchenne de Boulogne car elle avait entendu parler de moi à propos d'un consultant présentant la même maladie que celle de sa fille. Après un exposé biologique, je lui tends une feuille et lui demande d'inscrire le type de renseignements qu'il serait utile de glaner. Dans ce genre de cas, une enquête familiale est absolument indispensable. Devant la longueur de mon discours et donc de son travail de recherche à effectuer, elle m'interrompt en me disant ceci : « *Mais je ne pourrai jamais avoir tous ces renseignements !* » Je lui réponds qu'ils ne sont pas obligatoires mais vivement conseillés pour comprendre l'origine psychosomatique de la maladie de sa fille.

Et je commence à lui raconter l'histoire de Monsieur de la Baguette[67] qui s'est amélioré malgré un pronostic péjoratif comme dans la plupart de ces cas-là. Elle me ré-interrompt en me disant encore ceci : « J'ai bien compris mais je ne vois pas comment je pourrais faire, c'est tellement compliqué dans ma famille. »

Vous avez compris que madame, appelée Du Chêne en rapport avec ses défenses, ne connaissait absolument pas la variété d'arbre appelée Roseauchêne.

Une consultante, très contente de mes services, me présente son père, médecin à la retraite et atteint subitement d'une rhinite allergique très invalidante et dont l'intensité se compte

---

[67] Page 324, livre déjà cité.

quotidiennement en paquets de mouchoirs jetables. La seule chose que je lui ai reprochée était de ne l'avoir pas prévenu de mon mode de pensée[68] vis-à-vis de la maladie. Je m'en souviens encore, c'était une consultation « hard » de chez « Dur dur ». Je n'avais, pour simple réponse, qu'un large sourire à chaque tentative d'évidenciation. Même la mémoire cyclique musicale, d'une justesse mettant à rude épreuve les nerfs de n'importe quel programmateur en informatique, n'a pu le faire sourciller un seul instant. Puis, au bout d'une heure, il m'a remercié, toujours avec le sourire aux lèvres. Je crois que sa fille aurait dû quand même le « mettre au parfum[69] » pour bien explorer sa rhinite allergique.

Maintenant Waston, voici le clou de ma carrière en décodage biologique. C'est votre serviteur qui était branché sur « Je n'ai strictement rien compris de chez je ne m'y attendais pas du tout ».

Un charmant monsieur d'une quarantaine d'années ayant suivi tout un cursus en tant que thérapeute. Il avait suivi un long séminaire de formation en décodage biologique et il désirait continuer son travail d'évolution personnelle sous ce nouvel angle – travail que tout bon praticien se devrait de faire pour évoluer dans son art. Il était venu officiellement « pour une exploration de son arbre généalogique ». Mais dès l'énumération de ses prénoms, il « accroche » en prononçant le second. Moi, fin limier aux oreilles dressées, je saisis cette belle occasion pour m'engouffrer dans la signification possible de cette tirade inconsciente. Et me voilà à le questionner sur les personnes de sa lignée qui possèdent ce même prénom. D'un seul coup, je l'ai vu se lever et partir illico presto, et sans payer ! La consultation, prévue pour une heure, n'a duré que cinq bonnes minutes ! J'ai passé les cinquante cinq minutes restantes sur la terrasse à me demander ce qui venait de se jouer. Conclusion : même chez des gens habitués à fréquenter le milieu des boyaux de la tête, il faut se méfier du cerveau car personne ne peut le contrôler. Ses lois de fonctionnement sont impénétrables et l'Analyse Psychosomatique n'est qu'un moyen parmi d'autres pour tenter de les discerner.

---

[68] Le premier livre n'était pas encore écrit. Aujourd'hui, je conseille aux nouveaux consultants de le lire afin qu'ils puissent être mieux informés sur le type de cheminement qui leur sera proposé.

[69] Le prévenir.

Comme un des pensionnaires de l'établissement psychiatrique où j'ai effectué mon stage interné de septième année de médecine me le disait en frappant un bout de ferraille sans défenses, coincé entre son marteau et l'enclume : « Petit à petit, l'oiseau fait son putain de nid ! Et pour le faire, son nid, il faut travailler dur. Et quand on travaille dur, c'est fatigant, con[70] ! » A propos de fatigue, voici mes déductions concernant ma fatigue personnelle pendant mon activité de psychosomaticien.

▪ La fatigue du thérapeute

Waston, il faut que je vous parle de la fatigue que j'éprouve à la suite des entretiens que j'ai avec les différents stagiaires Objets-Apprentis-Sujets. J'ai remarqué une chose incroyable qui serait à vérifier car elle est d'une importance considérable pour repérer ceux qui adopteront à leur insu les comportements N°1 ou N°2, et parmi ces derniers, ceux qui sont concernés par les attitudes N°1 ou 2 ou 3. En ce qui me concerne, j'ai remarqué une fatigue nettement plus importante après les consultations avec les stagiaires qui ont adopté inconsciemment le comportement N°2, l'attitude N°2 ou 3. Incroyable, non ! Voici comment m'en suis-je aperçu.

Un jour, je devais consulter une bonne dizaine de patients – donc dix heures d'entretien au minimum et sans manger entre midi et deux. J'ai pris quelques fruits, deux ou trois galettes biologiques au sens alimentaire du terme et je pensais vraiment que j'allais être « fatiguement physiqué »[71] à la fin de la journée. Eh bien figurez-vous que je me sentais en meilleure forme que le matin ! Je me suis rendu compte que ces dix consultants appartenaient tous sans exception à la catégorie comportement N°1 ou comportement N°2, attitude N°1. Depuis, je me suis observé sous ce nouvel angle, j'ai souvent fait la même constatation au niveau de mon « fatiguogramme » mesuré avec un « fatiguomètre » d'occasion mais flambant neuf acheté en Corse. Alors maintenant, mon « fatiguogramme » représente un critère appréciable pour faire mon diagnostic concernant les comportements et les attitudes.

---

[70] Comme tous les natifs du Midi de la France, il terminait toujours ses phrases en y ajoutant ce substantif.

[71] Terme emprunté à Monsieur Dupiano.

Quant à ceux qui adoptent le comportement N°1 ou le N°2, l'attitude N°1, plus ils en redemandent moins je suis fatigué. Comme ils voient que l'A.P. peut grandement les aider pour leur dépression ou leur cancer, ils veulent tout connaître sur le décodage biologique des sinus de leur mari, du troisième orteil gauche chez la maîtresse gauchère, de la surdité et de la myopie de la belle-mère pour savoir si cela peut rester incurable chez cette dernière !

Pour aller encore plus loin dans ce sens, je reviendrai sur l'évidenciation vue plus haut évoquant le panier de fruits et légumes proposés par le marchand-évidenciateur et que l'Apprenti-Sujet est libre ou non d'accepter pour faire son marché.

Je lui conseille de prendre cette pomme de discorde et effectivement il la met dans son panier. Je n'ai aucun effort à faire. Pour le comportement N°1, généralement il en fait ce qu'il veut, la manger, la donner ou la jeter. Pour le comportement N°2, attitude N°1, généralement il la garde et me la représente pour me demander encore quelques précisions sur la manière de l'accommoder, et de s'accommoder de la présence de ce fruit précis dans son panier.

Par contre, pour le comportement N°2, attitudes N°2 ou3, je fais exactement la même chose mais il ne la prend pas. Quelquefois, je vais insister lourdement et passer beaucoup de temps à « marchander » ce fruit avec ses défenses pour qu'il consente au moins à le goûter. Eh bien ce jeu est assez fatigant surtout si l'on pense que pour une bonne cure, il faut de nombreuses soupes épaisses et salades de fruits multicolores.

Maintenant – et afin de préserver ma forme pour proposer « mes salades » à certains consultants – quand je détecte ou soupçonne un consultant ou une consultante ayant un comportement N°2, Attitude N°2 ou 3, je fais mon travail pendant deux ou trois séances et si nous restons toujours dans les mêmes catégories, je lui conseille un début d'exploration de leur fonctionnement en leur demandant gentiment d'aller voir un confrère[72] avec tout le tact nécessaire et en leur disant pourquoi, bien sûr.

[72] Je travaille, dans un premier temps, en étroite relation avec d'autres thérapeutes utilisant des techniques « light », plus abordables et plus profitables pour ces consultants.

Vous l'avez compris, ce n'est qu'un problème de défenses qu'il faut respecter dans certains cas, caresser, secouer doucement ou plus vivement ou brusquer dans d'autres. Tout dépendra, vous l'admettrez je le suppose, d'un certain nombre de critères difficiles à développer ici. Passons, si vous le voulez bien à un paragraphe des plus passionnants pour la médecine en général et l'A.P. en particulier : la prévention.

La prévention avec l'A.P., la Plomberie Psychosomatique Préventive et les solutions aux conflits

Comme il existe un volet préventif pour toutes les différentes médecines, il en est de même pour l'A.P. où il nous faut retrouver Madame la Jarre Psychosomatique. Vraiment, la thématique de la jarre est source de grandes richesses !

Vous savez qu'elle nous a été préparée progressivement depuis les temps anciens où nous n'étions pas encore nés, qu'elle nous a été livrée à l'instant de notre arrivée sur terre et que nous avons bien pris le soin de continuer à la remplir à notre insu aidés en cela par le jeu de nos Forces ou Fidélités Familiales Invisibles.

La question de la prévention en A.P. pourrait se résumer ainsi. Que faire quand on a détecté une jarre ? La réponse est simple : pratiquer la Plomberie Psychosomatique pour diminuer le niveau de remplissage de la jarre dans certains cas ou, comme me le faisait remarquer une consultante fraîchement sortie de sa dépression, la briser avec un marteau mental.

La particularité de la Plomberie Psychosomatique consiste à placer un petit robinet en regard de chaque couche de fluide conflictuel. Mais contrairement à la mécanique des fluides régissant la plomberie classique, de poser un robinet évacuateur en face de la couche la plus basse ne fait que vider cette même couche et non pas, comme on pourrait s'y attendre, toute la jarre. Donc, pour chaque couche, un robinet spécifique sera nécessaire. Si la jarre contient douze couches, il faudra exactement douze robinets. Deux cas se présentent schématiquement à nous, la jarre débordante dite « standard », que vous connaissez bien, avec son cortège de signes cliniques aboutissant à l'apparition de la maladie et la jarre détectée et sans débordement. Cette dernière illustrera parfaitement la Prévention telle que nous la connaissons tous.

▪ La jarre débordante

Nous avons commencé à l'aborder plus haut à propos de l' « évidenciation » par rapport à la gestion de la situation actuelle mais je préfère y revenir encore par le biais de la prévention. Je vous l'avais dit, dans un premier temps, tout le travail consistera à comprendre le débordement de la jarre. C'est l'analyse du conflit débordant et elle revêt une importance capitale car, si tout se passe bien, on retrouvera, grâce à cet épisode, une grande partie des couches sous-jacentes. La particularité de cette première approche vient du fait que les personnes vont raconter leur vie, les vécus ainsi que les émotions associés, les ressentis. Et tout cela, dans **le moindre détail** comme vous avez pu le constater lors de la présentation de notre famille psychosomatique au premier chapitre de notre mémoire.

Quand le cerveau voit – toujours d'un mauvais œil – la montée plus ou moins brusque de l'onde de stress dépassant allègrement son propre seuil de tolérance, il enregistre absolument toute la situation, tous les facteurs à l'origine de ce stress et tous les détails environnementaux : en termes techniques, nous les appelons, « **les rails du conflit** ». En somme, les rails du conflit correspondent au conflit biologique de base ainsi que tous les détails présents – et quels qu'ils soient – au moment du débordement.

Rappelez-vous une chose Waston, c'est par l'analyse des détails de certaines circonstances de la vie des consultants qu'ils pourrons accéder à leurs couches inconscientes. C'est **la prise de conscience** et pour moi, celle-ci peut être spontanée car évidente après un travail d' « Evidenciation », ou retardée le temps que les neurones secoués se remettent en place ou encore révolutionnaire : on peut prendre conscience soit spontanément ou comme nos ancêtres révolutionnaires ont pris la bastille en 1789 !

Pour la Plomberie Psychosomatique, ensuite c'est un jeu – JE – d'enfant. Je prends mon robinet symbolique et je le soude en face de la couche concernée. **La soudure à l'étain est un acte conscient.** C'est elle qui éteint le feu intérieur en ouvrant les vannes du remplissage inconscient de la jarre.

Pour une thérapie des plus complètes[73]possibles, la Plomberie Psychosomatique sera pratiquée pour un maximum de couches. Et quelquefois, certains Sujets n'attendent pas d'effectuer toute la série de soudures pour briser leur jarre ! Un robinet, ça va ; deux robinets, ça va aussi ; trois robinets, cela commence à les énerver ; quatre robinets, ils jettent le chalumeau, prennent leur marteau mental et détruisent la jarre. Une consultante a procédé à un largage de la jarre du balcon de son appartement situé au quatrième étage de l'immeuble ! Ceci est l'apanage des consultants ayant opté pour le comportement N°1 de chez N°1 !

- ***La jarre détectée et sans débordement : la chasse aux papillons***

Elle intéresse tout le monde, ceux qui viennent du paragraphe précédent et ceux qui en ont détecté une au cours de leur cheminement personnel. Leur point commun réside dans l'apprentissage de techniques simples que j'ai mises au point pour éviter soit un nouveau débordement appelé « rechute », soit un tout premier débordement – l'apparition d'une maladie ou d'un trouble de comportement – inconnu jusqu'alors dans le carnet de santé.

La principale des techniques que je développerai ici s'appelle la chasse aux papillons. Et pour bien la comprendre, il nous faut revenir sur la notion de rails du conflit. Un rail correspond généralement à un certain nombre d'informations qui ont été enregistrées par notre cerveau lors du dépassement du seuil physiologique à l'origine des processus biologiques cellulaires aboutissant à la formation des symptômes de la maladie. Ils peuvent être peu nombreux et évidents comme l'a montré les cas de Monsieur Bonne Poire ou de Mademoiselle Binôme et celui de la plupart des membres de notre famille psychosomatique. Ils

[73] Par expérience, la thérapie, le chemin à parcourir dans la dynamique d'une évolution personnelle ne se termine jamais tellement les mystères de notre fonctionnement sont impénétrables. Mais une bonne thérapie est celle où l'on se sent durablement bien après avoir quitté son thérapeute avec un consentement mutuel.

peuvent être aussi plus subtils comme l'ont montré les histoires de Monsieur Laplace, Madame Ulcère de la Mare ou de Monsieur Panique Abord.

Voyons et de manière pratique comment procéder à la chasse aux papillons.

Tout le travail précédent consistait d'une part, à repérer et à effectuer des liens entre les rails du conflit et la maladie ou le trouble actuel, et, d'autre part, à faire exactement la même chose pour les couches sous-jacentes dues à l'existence dans le temps de conflits programmants de la maladie, ce que j'ai appelé les conflits « remplissants ». Eh bien pour la chasse aux papillons, c'est strictement la même manière de procéder. Je dois repérer dans la nature les éléments ressemblant plus ou moins à un ou à plusieurs de mes rails que j'ai appris à reconnaître au cours de ma thérapie. Je crois que des exemples précis compléteront parfaitement ma pensée.

Prenons le cas de Mademoiselle Binôme venue pour des cystites à répétition et, je vous le rappelle, dont le conflit biologique de base à l'origine de sa pathologie est une activité conflictuelle liée à un ressenti de marquage de territoire. Actuellement elle n'a plus aucune manifestation et elle a parfaitement intégré la technique de la chasse aux papillons. Elle sait maintenant qu'elle est d'une particulière sensibilité à tout ce qui touche la thématique du marquage de territoire. Aussi, dans sa vie de tous les jours risque-t-elle d'être confrontée à ce genre de conflit. Elle a tout intérêt à repérer ce genre de situation afin que sa jarre ne déborde point à son insu, matérialisée par des envies pressentes et douloureuses de vider sa vessie. Voici le genre de papillons qu'elle a attrapés avec son filet symbolique.

Chez elle, elle s'est rendu compte –c'est une prise de conscience – qu'elle ne possédait pas de véritable coin à elle pour travailler sa biologie animale. Pas de bureau alors que son compagnon, également étudiant, a installé toutes ses affaires personnelles, bureau, ordinateur, livres et cours dans l'unique pièce disponible de leur appartement. Un papillon, un robinet, une soudure, deux litres en moins et des discussions avec son ami pour s'approprier une place décente afin de pouvoir poursuivre ses études correctement et dans de meilleures conditions de marquage de territoire.

« Au restaurant, je me suis retrouvée tout au bout de la table et avec personne en face de moi alors que j'avais souhaité être près de mon compagnon. J'ai posé et soudé mon robinet dès que j'ai compris que j'étais en train de mettre une louche dans ma jarre. Maintenant, quand je me retrouve dans la même situation, j'anticipe et je n'ai plus besoin de faire de la Plomberie Psychosomatique. »

« Comme je suis fille unique, et que depuis quatre ans j'ai quitté mes parents pour faire mes études, ils ont déménagé pour un appartement plus petit. Quand je leur rends visite, je suis obligée de dormir sur le canapé du salon alors qu'avant, j'avais ma chambre. Au début, un nouveau papillon marquage de territoire, un robinet, une soudure et cinq litres en moins chaque fois ; puis plus de soudures car je me suis faite à cette idée. »

A ce niveau des débats, un point fondamentale est à aborder : il concerne la manière de résoudre les activités conflictuelles et c'est grâce à la chasse aux papillons pratiquée par cette consultante qu'il me sera opportun de vous la soumettre. Schématiquement, la résolution de nos conflits peut revêtir deux aspects : la solution pratique et la solution de dépassement.

▪ La solution pratique

Elle est parfaitement illustrée par les deux premiers papillons : l'aménagement du coin-bureau de Mademoiselle Binôme dans le territoire trop petit de son appartement et sa place au restaurant à côté de son compagnon. C'est par la négociation ou la « ruse » qu'elle est arrivée à ses fins – qu'elle a marqué **réellement** son territoire.

Pour Monsieur Bonne Poire, la solution pratique aurait été de retrouver ses centaines de milliers de francs. Pour Madame Lavie, le mariage de son fils n'aurait même pas osé toucher biologiquement son sein. Pour les patrons-routiers, eux, ils veulent une solution pratique de chez « Terre à terre », une diminution du prix des carburants ou une augmentation quelconque qu'ils chargent le gouvernement en place de trouver et vite !

Mais dites-moi, Waston, comment Monsieur Labourse pourra-t-il procéder pour retrouver une tante qu'il n'a jamais connue ?

Comment résoudre les attaques de panique de Monsieur Panique Abord ?

Dites-moi, s'il vous plaît, la manière de procéder pour aider Mesdames Ulcère de la Mare, Desgosses, Ducouple, Contact, Latête et Messieurs Laplace, Play-Boy, Du Piano, Desgosses, Ducouple, Cher Ami et la majorité des autres. Heureusement qu'il en existe un second ...

▪ La solution de dépassement

Elle est parfaitement illustré par le troisième papillon de notre amie Binôme quand elle dit : « Puis plus de soudures **car je me suis faite à l'idée**. » Voici une partie du catalogue d'expressions allant dans ce sens après Evidenciation.

« Je sais que je suis relié à mon grand-père maternel avec lequel je suis en F.F.I., je ne lui en veux pas car il ne l'a pas fait à dessein consciemment. C'est à moi de me débrouiller avec cela maintenant. »

« Je ne peux strictement rien pour mes deux arrière grand-oncles fauchés par un obus de la guerre de 14-18. Aujourd'hui, plus de quatre vingt ans après, j'ai été chargé, dans tous les sens du terme, de les représenter et je me retrouve avec cette jarre qui ne m'appartient absolument pas. J'aurai une pensée pour eux le 11 novembre[74]. »

« J'ai perdu une partie de ma fortune personnelle dans cette « juteuse » affaire dont j'ai récolté le fruit – un cancer lu gros intestin situé près de l'appendice. Je n'ai pas envie de mourir pour çà ! » Me disait Monsieur Bonne Poire lors d'une de nos dernières entrevues.

« Je n'ai jamais été aimé par mes parents comme j'aurais souhaité l'être. Ce n'est pas aujourd'hui qu'ils vont s'y mettre et j'ai compris que je devais faire avec. »

---

[74] Date de commémoration de l'armistice de cette guerre, un des épisodes de la saga du conflit humain en général lié au territoire entre la France et l'Allemagne.

Je pourrais continuer de la sorte pendant des pages et des pages mais je préfère lever le pied ici car nous arrivons à la fin de votre enseignement, cher(e) Waston. Je vous félicite pour votre assiduité et vous remercie pour votre écoute. Avant de refermer le premier épisode de ces enquêtes psychosomatiques, je repasse la parole à notre collègue Salomon SELLAM qui désire faire un petit résumé exposant le but de notre démarche. Pour ma part, je vous souhaite une bonne continuation et vous dis à bientôt pour de nouvelles aventures.

CONCLUSION

Je tiens tout d'abord à remercier mon collègue, l'inspecteur Rémi Sphère et son assistant Waston.

Mon parcours m'a amené à rencontrer sur ma route professionnelle et celle de mon évolution personnelle[75] de nombreuses théories médicales et techniques thérapeutiques. La médecine familiale à base de plantes et d'amour quand j'étais enfant, puis de rares médicaments vers l'adolescence et la médecine classique à laquelle j'ai été formé à la faculté pendant sept années complétées par une quinzaine d'années de pratique en cabinet privé. Parallèlement, c'est le cas de le dire, les médecines douces, alternatives ou . . . parallèles : l'homéopathie d'abord et la médecine chinoise ensuite, puis l'auriculothérapie, la phytothérapie, l'aromathérapie, etc.

Mais toujours parallèlement et très tôt, à la faculté de médecine, s'est développé une attirance vers tout ce qui avait un rapport avec le psychisme – jusqu'à aller l'étudier de plus près pendant cinq années avec mes compagnons d'un groupe de « thérapeutes à médiation corporelle d'inspiration psychanalytique »[76].

Puis vint la rencontre avec la Biologie – appelée également « décodage biologique » – et le Transgénérationnel ; une sorte de révélation qui m'a beaucoup étonné, m'étonne encore et m'étonnera toujours par sa précision. Sa pratique régulière –

---

[75] C'est la même route.

[76] C'était l'étiquette de notre activité formulée par le responsable de la formation ! C'est peut-être prétentieux mais « ça en jette » sur la carte de visite que je n'ai jamais osé faire imprimer !

exclusive maintenant – renforce ce sentiment d' « évidenciation » par rapport à une origine possible des maladies et des troubles du comportement. Quand la biologie a parlé sous forme de signes cliniques, le conflit biologique de base et le ou les ressentis associés sont retrouvés dans une très grande majorité de cas. Pourquoi le décodage biologique, cette nouvelle discipline théorique et pratique, m'a séduit dès le début ? Tout simplement par l'existence de certains résultats et de résultats certains dans le domaine de la santé mentale et physique et tout ceci à la suite des entretiens psychosomatiques seuls ou associés à une thérapeutique classique.

Une chose est sûre, de ma vie de simple médecin généraliste et d'humble psychosomaticien, je n'ai vu, en formation ou en stage thérapeutique ou à mon cabinet, autant d'amélioration chez les consultants que depuis mon engagement total dans l'Analyse Psychosomatique. Et quand je parle de résultats, cela concerne uniquement d'une part, les maladies mortelles, incurables ou invalidantes et, d'autre part, les problématiques psychologiques[77]. Je ne parlerai pas des maladies bénignes car elles ne mettent pas le pronostic vital en jeu et où les bons et très bons résultats ont été régulièrement constatés par mes « confrères biologistes » et moi-même : les eczémas, les rhinites allergiques, les acnés, les prurits, la panoplie des troubles digestifs, ostéo-articulaires, pulmonaires, etc.

▪ Les maladies dites graves

Personnellement, je n'ai pas assez de recul par rapport à ce sujet et j'espère que dans l'avenir je pourrai soutenir mes théories psychosomatiques largement développées dans mes écrits. A côté d'un certain nombre de décès ou d'échec malgré tout mon art thérapeutique, j'ai pu constater de visu des faits assez troublants pour ce type de pathologie.

Une femme en partance pour les sports d'hiver alors qu'auparavant, elle souffrait d'une sclérose en plaques.

Une autre femme, également atteinte de cette même maladie, a enfin pu marcher pendant plus d'un kilomètre avec ses cannes sur

[77] C'est la majorité des motifs de consultation. Plus d'angine, de grippe, de rhume, etc.

un chemin rocailleux pour aller rendre visite à ses amis. « Impensable ! » Disait-elle.

Une Autrichienne a dansé une valse après cinq jours de thérapie intensive pour une polyarthrite rhumatoïde des plus invalidantes.

Ne pouvant plus se mouvoir en raison d'une fibromyalgie installée depuis de nombreuses années, une femme a enfin pu enfiler ses chaussettes et lever ses bras, au plus grand étonnement de son mari habitué à l'aider dans les moindres gestes de la vie quotidienne.

Un monsieur atteint d'un cancer de la prostate traité a vu ses marqueurs descendre en flèche en très peu de temps grâce à un engagement et une implication thérapeutique des plus efficaces.

Plusieurs femmes qui ont présenté un cancer du sein ont décidé de ne pas suivre les directives de leur chirurgien. Aujourd'hui, je les côtoie régulièrement alors qu'elles devraient théoriquement être décédées.

Un homme jeune diabétique insulinodépendant se régale maintenant avec des gâteaux de toutes sortes qui lui étaient absolument interdits auparavant.

Si vous le permettez, je vais arrêter cette liste pour passer aux troubles psychologiques.

▪ Les troubles psychologiques

Je suis en mesure de vous annoncer que l'Analyse Psychosomatique me donne entière satisfaction pour les problématiques psychologiques et qu'à la suite de très nombreux résultats positifs, je ne craindrais aucune assemblée afin de développer les bienfaits de cette nouvelle manière de voir les choses. J'évalue, en analysant mes dossiers personnels, à plus de cinquante pour cent de bons et très bons résultats pour ce que j'ai appelé la « psychiatrie de ville » concernant une majorité de personnes vu les records de consommation des médicaments psychotropes. Ils « ne vont pas bien dans leur tête » sans toutefois nécessiter un traitement psychiatrique lourd ou une hospitalisation.

C'est ici qu'intervient la justesse de ces nouvelles conceptions avec, en première place et ex æquo, le Transgénérationnel et l'analyse de la période du Projet/Sens. En seconde place, viennent se positionner les théories de l'Inconscient, la Biologie et la Médecine. Je peux vous assurer qu'avec le développement de ce Quatuor de l'A.P., de nombreuses nouvelles œuvres pourront enfin être écoutées par les consultants. Car d'habitude, le terme « psy-quelque chose » est un véritable « repoussoir cacophonique » où un Mozart serait incapable de se reconnaître.

Dans le domaine des troubles psychiatriques comme les psychoses et autres, ainsi que dans celui des maladies génétiques ou héréditaires, les recherches ont déjà commencé et se poursuivent mais il faut se rendre à l'évidence. Dans nos cabinets, nous voyons très peu de personnes touchées par ces maladies. Toutefois, nos premières conclusions montreraient une certaine utilité de notre discipline. Affaires à suivre.

Avant de mettre un point final à ce livre, j'aimerais vous proposer une définition des mots « guérison » et « maladie ». Procédons par ordre.

Classiquement, « guérison » désigne la suppression, la disparition d'un mal physique ou moral. Le verbe « guérir » exprime la délivrance d'un mal physique ou mental, d'une maladie. D'autres verbes tels que recouvrer la santé, disparaître, cesser en parlant d'une maladie peuvent compléter cette définition de base[78]. Ainsi, pour la plupart des gens « je suis guéri » veut tout simplement dire « je ne souffre plus ou je n'ai plus ma maladie ». « J'ai eu un rhume et je ne l'ai plus » ou « J'avais un cancer et les examens montrent qu'il a disparu donc je ne l'ai plus grâce aux traitements qui ont été très efficaces ».

Pour moi, la maladie est simplement un état. Il correspond à une gestion cellulaire, tissulaire, organique orchestré par notre cerveau et intimement lié à une activité conflictuelle psychologique dont le ressenti émotionnel se trouve au centre de la stratégie biologique cérébrale. Je pourrai la considérer comme une sorte « d'amie bienveillante » me confiant symboliquement, avec son langage propre, une solution biologique à ma problématique inconsciente.

De ce fait, la guérison devient une sorte de chemin que l'on se doit d'arpenter consciemment à la recherche des véritables motifs

[78] Le Petit Larousse Illustré.

inconscients qui sont à l'origine des processus physiologiques aboutissant aux symptômes de la maladie ou des troubles du comportement. Ainsi, d'Objet manipulé par mon inconscient, je deviens Sujet et je peux enfin prendre ma destinée en main. D'objet errant à la périphérie des apparences je me transforme progressivement en Sujet pour me diriger vers ma profonde intimité où se trouve mon être véritable.

Pour terminer, je vous livre mon sentiment le plus profond. L'Analyse Psychosomatique a encore beaucoup d'œuvres à écrire grâce à son Quatuor pour le bien des mélomanes de la maladie et des troubles du comportement. Elle ne le pourra que s'il existe un véritable partenariat avec tous les acteurs de la santé. Par acteurs, j'entends aussi bien les professionnels que les usagers, c'est-à-dire vous.

En attendant la suite des aventures de l'inspecteur Rémi Sphère et de son brillant assistant Waston, merci à toutes et à tous.

Saint Drézéry, le 11 janvier 2001.[79]

[79] Pour tous renseignements concernant les activités de monsieur Salomon SELLAM, vous pouvez le contacter à l'adresse de l'éditeur ou à l'Institut de Décodage Biologique et de l'Analyse Psychosomatique, 25 rue du Centre, 34160 Saint Drézéry, tel : 04 67 86 99 86, fax : 04 67 86 99 87.

LES PHRASES-CLE DE L'A.P.

- ***Définition de l'Analyse Psychosomatique.***

L'Analyse Psychosomatique est une discipline étudiant, en vue de les discerner, les différents liens possibles, circulant consciemment ou non de l'esprit vers le corps, à l'origine d'un mal-être physique ou mental et de déterminer ou d'expliquer les rapports qu'ils entretiennent les uns avec les autres.

- ***Le conflit psychologique et la période du Projet-/Sens.***

Le conflit psychologique des parents pendant la période du Projet/Sens, peut rester uniquement psychologique ou s'intensifier chez l'enfant à naître ou devenir biologique à plus ou moins long terme.

- ***Le débordement de la Jarre Psychosomatique.***

Devant une activité conflictuelle, le plus souvent inconsciente et dépassant un certain seuil de tolérance propre à chacun, le cerveau, garant de notre survie, va traduire biologiquement, c'est-à-dire au niveau cellulaire, organique ou tissulaire et d'une manière des plus adaptées en fonction de ses uniques possibilités physiologiques appelées habituellement « maladie », le ou les ressentis présents au moment de notre confrontation à cette même activité conflictuelle.

- ***Quelques définitions biologiques de la maladie.***

La maladie n'est que la solution physiologique cérébrale la mieux adaptée en face d'une problématique psychologique.

La maladie n'est que la matérialisation biologique d'un ressenti concomitant à une activité conflictuelle – le plus souvent inconsciente.

- ***Les différents carburants cérébraux.***

Pour la gestion biologique des ressentis associés à des situations vécues dans le **réel**, donc qui existent ou dans le **symbolique, l'imaginaire ou le virtuel,** c'est-à-dire qui n'existent pas dans la réalité, **notre cerveau ne fait pas de différence : comme si = c'est !**

- ***A propos du ressenti, de l'invariant biologique des activités conflictuelles.***

Le ressenti est généralement le même pour une même maladie, mais l'importance de celle-ci est proportionnelle à la masse du conflit, c'est-à-dire de l'intensité et de la durée de l'activité conflictuelle de base.

- ***A propos de Monsieur Le Hasard.***

Le hasard est le petit nom qu'a choisi le Bon Dieu pour passer incognito.

- ***A propos du « bon thérapeute ».***

Un bon thérapeute est celui qui conseille à son consultant la bonne technique thérapeutique au bon moment.

- ***La « Technique Meunière » ou « Evidenciation »***

« Evidenciation », nom féminin, de « évidence », qui s'impose à l'esprit, d'une certitude absolue. Terme de l'Analyse Psychosomatique décrivant le déroulement déductif psychologique intérieur à l'origine **d'une certitude absolue qui s'impose à l'esprit**, instantanément ou à plus ou moins long ou court terme, suite au cheminement personnel de l'individu aidé ou non par un évidenciateur ou souffleur d'atouts.

- ***A propos de l'Objet en face de son Histoire.***

L'individu appelé Objet vit son Histoire en cerveau automatique guidé par ses F.F.I., les messages dictés par son Projet/Sens et/ou le fonctionnement biologique de son cerveau. L' « évidenciation » est un procédé parmi d'autres pour que l'individu Objet-Apprenti-Sujet puisse accéder au véritable grade de Sujet.

- ***A propos du Sujet en face de son Histoire.***

Un Sujet est une personne pleinement responsable de ses actes d'une manière innée ou à la suite d'un travail d' « évidenciation » et un lâcher-prise conscient par rapport à ses F.F.I., son Projet/Sens et/ou son fonctionnement cérébral biologique et automatique.

- ***A propos d'une bonne défense.***

Une bonne défense est celle qui permet à l'individu de se défendre correctement en face de ses ressentis. Elle doit être suffisamment solide pour le protéger et suffisamment souple pour pouvoir le faire évoluer.

- ***A propos de la prise de conscience.***

La prise de conscience peut être soit **spontanée** car évidente après un travail d' « Evidenciation », soit **retardée** le temps que les neurones secoués se remettent en place, soit **révolutionnaire**. On peut prendre conscience ou spontanément ou comme nos ancêtres révolutionnaires ont pris la bastille en 1789 !

- ***A propos des rails du conflit.***

Les rails du conflit correspondent au conflit biologique de base **auxquels s'ajoutent** tous les détails présents et quels qu'ils soient au moment du débordement de la jarre.

- ***A propos de l'impact des ressentis biologiques et/ou transgénérationnels***

Pour l'A.P. et la paix des esprits, il n'y a ni victime, ni coupable, il n'y a que les lois et les règles du fonctionnement biologique de notre cerveau.

- ***A propos de la masse du conflit.***

La masse du conflit est déterminée par l'intensité et la durée de l'activité conflictuelle. Exemples avec une pathologie bronchique dont l'invariant biologique est le C.H.E.G.L.A.T. ou dispute dans le territoire.

Quand l'intensité du conflit est de faible importance, la maladie est de faible importance. Une simple dispute entre deux enfants pour un jouet-territoire : petite toux.

Quand elle est de moyenne importance, la maladie est de moyenne importance. Une altercation entre voisins pour une clôture, des différents entre collègues de travail ou entre les membres d'une famille : une grippe.

Quand elle est de forte importance, la maladie est de forte importance. Une restructuration dans l'entreprise est à l'origine d'un ressenti de peur d'être licencié : bronchite.

Quand elle est de très forte importance, la maladie est de très forte importance. Un procès difficile, le conseil des prud'hommes : un cancer.

Index

Table des matières

Achevé d'imprimer sur les presses
de l'Imprimerie France Quercy
113, rue André Breton, 46001 Cahors
d'après montages et gravure numériques
(Computer To Plate)
Dépôt légal : septembre 2001
Numéro d'impression : 11957